全国中医药行业高等职业教育"十二五"规划教材配套教学用书

生物化学学习指南

主　编　罗永富（湖南中医药高等专科学校）
副主编　左爱仁（江西中医药大学）
　　　　赵京山（河北中医学院）
　　　　孙厚良（重庆三峡医药高等专科学校）
　　　　何　丹（四川中医药高等专科学校）
　　　　孙　洁（佳木斯大学）
编　委（按姓氏笔画排列）
　　　　王雨辰（保山中医药高等专科学校）
　　　　刘利利（湖南中医药高等专科学校）
　　　　孙　聪（长春中医药大学）
　　　　孙万里（宜春学院）
　　　　张春蕾（黑龙江中医药大学佳木斯学院）
　　　　陈瑞云（深圳技师学院）
　　　　范　晶（乐山师范学院）
　　　　赵文红（河南工业大学）
　　　　高丹丹（西北民族大学）
　　　　康爱英（南阳医学高等专科学校）
　　　　曾　丹（湖南中医药高等专科学校）
　　　　路　娜（北京军区总医院）

中国中医药出版社
·北　京·

图书在版编目（CIP）数据

生物化学学习指南/罗永富主编. —北京：中国中医药出版社，2016.1
全国中医药行业高等职业教育"十二五"规划教材配套教学用书
ISBN 978 - 7 - 5132 - 3048 - 3

Ⅰ.①生…　Ⅱ.①罗…　Ⅲ.①生物化学 - 高等职业教育 - 教学参考资料　Ⅳ.①Q5

中国版本图书馆 CIP 数据核字（2015）第 315687 号

中 国 中 医 药 出 版 社 出 版
北京市朝阳区北三环东路 28 号易亨大厦 16 层
邮政编码　100013
传真　010 64405750
北京市卫顺印刷厂印刷
各地新华书店经销

*

开本 787×1092　1/16　印张 11.5　字数 253 千字
2016 年 1 月第 1 版　2016 年 1 月第 1 次印刷
书　号　ISBN 978 - 7 - 5132 - 3048 - 3

*

定价　22.00 元
网址　www.cptcm.com

编写说明

　　《生物化学学习指南》是"全国中医药行业高等职业教育'十二五'规划教材"《生物化学》的配套教学用书。本书是根据中医药高等职业教育院校人才培养目标，结合医药类高等职业教育院校《生物化学》的教学要求，突出重点，强调对学生学习的指导作用，以实效性、实用性为基本特征编写而成。

　　《生物化学学习指南》的章节与"全国中医药行业高等职业教育'十二五'规划教材"《生物化学》同步，共十五章。每章分为知识结构、学习目标、内容提要和强化训练四大块。其中，学习目标与教材的学习目标一致；知识结构是对教材相应章节知识结构的总体描述，以结构图形式简单明了地进行表述，使每章的知识结构一目了然；内容提要强调了教材中重点内容，包括必须牢固掌握的基本概念、基础理论和基本知识，对于教材中的难点给予深入浅出的解释，便于学生理解和记忆；强化训练是为了帮助学生巩固已学过的理论知识，提高综合分析问题的能力。本书命题原则力求规范、概念清楚、指令明确，记忆、理解、应用及综合题统筹兼顾，在基本要求的基础上紧扣重点和难点，尤其注重对应用理论知识和解决临床实际问题的能力测试。题型设计有单项选择题、判断题、填空题、名词解释和问答题。书后附有参考答案，参考答案没有附在各章节之后，以免影响学生的自主学习能力，便于提高学习效果。书末附有 10 套模拟试卷，供学生自我测试和各院校考试使用。模拟试卷没有附参考答案，目的是提高学生学习的主动性和检测的客观性。

　　本书的出版得到了中国中医药出版社和各参编院校的大力支持，是出版社与各院校精诚合作的结晶。

　　由于水平有限，编写过程中虽然经过数次修改，仍难免存在不妥和错漏之处，敬请同行专家、广大教师和学生多提宝贵意见，以便再版时修订提高。

编者

2015 年 8 月 25 日

目　录

第一章　绪论 …………………………………………………………………… 1
第二章　核酸化学 ……………………………………………………………… 6
第三章　蛋白质化学 …………………………………………………………… 13
第四章　维生素 ………………………………………………………………… 20
第五章　酶 ……………………………………………………………………… 26
第六章　物质代谢总论 ………………………………………………………… 36
第七章　生物氧化 ……………………………………………………………… 41
第八章　糖类代谢 ……………………………………………………………… 46
第九章　脂质代谢 ……………………………………………………………… 54
第十章　蛋白质分解代谢 ……………………………………………………… 61
第十一章　核酸代谢 …………………………………………………………… 68
第十二章　蛋白质生物合成 …………………………………………………… 78
第十三章　肝的生物化学 ……………………………………………………… 85
第十四章　水和无机盐代谢 …………………………………………………… 93
第十五章　酸碱平衡 …………………………………………………………… 98
参考答案 ………………………………………………………………………… 103
模拟试卷 ………………………………………………………………………… 141

第一章 绪 论

知识结构

生物化学发展概述
- 第一阶段：叙述生物化学阶段
- 第二阶段：动态生物化学阶段
- 第三阶段：分子生物学时期

生物化学的主要研究内容
- 生物体的物质组成
- 生物体的物质代谢
- 细胞信号转导
- 生物分子的结构与功能
- 遗传与繁殖

近年来生物化学领域的新进展
- 基因测序
- 基因治疗
- 生物芯片技术

我国科学家的贡献

学习目标

　　掌握生物化学、生物分子、构件分子等概念；生物体的主要物质构成；生物化学发展的三个阶段及各阶段的重大贡献；我国生物化学家的贡献。

　　熟悉生物化学发展的三个阶段以及作出重大贡献的科学家。

　　了解生物化学与其他生命科学的关系。

内容提要

1. 生物化学是研究生物体的化学本质及物质代谢规律的科学，即生命的化学。

2. 生物化学成为一门独立学科始于 1903 年，创始人是德国化学家卡尔·纽伯格。它是从生理学和营养学中分离产生的一门新的学科。

3. 生物化学的发展史可分为 3 个阶段：叙述生物化学阶段、动态生物化学阶段和分子生物学时期。

4. 人体的物质组成主要有蛋白质、核酸、糖类、脂质，以及水、无机盐等。其中含量最多的是水，占体重的 55% ~ 67%；其次是蛋白质，占体重的 15% ~ 18%。脂质占体重的 10% ~ 15%，无机盐占体重的 3% ~ 4%，核酸约占体重的 2%，糖类占体重的 1% ~ 2%。

5. 生物大分子是生物进化过程中形成的生物所特有的大而复杂的有机分子，包括核酸、蛋白质、脂质和糖类等。

6. 中间代谢指在细胞内进行的代谢，包括合成代谢、分解代谢、物质互变、代谢调控、能量代谢。

7. 近代生物化学发展史上我国有重大贡献的科学家有早期生物化学家吴宪，新中国成立后我国生物化学也得到迅速发展。1965 年我国科学家首先采用人工方法合成了具有生物活性的结晶牛胰岛素。1981 年又成功地合成了酵母丙氨酰 – tRNA。人类基因组计划中也有我国科学家的贡献。

8. 叙述生物化学阶段的重要贡献有以下几个方面：①对糖类、脂质及氨基酸的性质进行了较为系统的研究。②发现了核酸。③从血液中分离出了血红蛋白。④证实了相邻氨基酸之间肽键的形成。⑤化学合成了简单的多肽。⑥发现酵母发酵产生醇和二氧化碳，为酶学的研究奠定了基础。

9. 叙述生物化学阶段值得人们永远记忆的科学家有德国药师舍勒（K. Scheele）、法国化学家拉瓦锡（A. L. Lavoisier）和法国微生物学家、化学家巴斯德（Louis Pasteur）。

10. 动态生物化学阶段的重要贡献有：①发现了人类必需氨基酸、必需脂肪酸及多种维生素。②发现并分离出了多种激素，有的激素获得了人工合成。③认识了酶的化学本质是蛋白质，结晶体制备获得成功。④用分析化学和同位素示踪技术基本确定了体内主要物质的代谢途径，例如，糖代谢途径的酶促反应过程、尿素的合成途径、三羧酸循环和脂肪酸 β – 氧化过程等。⑤提出了生物能量代谢过程中的 ATP 循环学说。

11. 动态生物化学阶段作出了突出贡献的科学家有德国化学家费歇（E. Fischer）、克雷布斯（H. A. Krebs）和我国生物化学家吴宪等。

12. 分子生物学时期主要研究工作是探讨各种生物大分子的结构与其功能之间的关系。20 世纪 50 年代，詹姆斯·沃森（James Watson）、弗朗西斯·克里克（Francis Crick）、罗莎琳·富兰克林（Rosalind Franklin）和莫里斯·威尔金斯（Maurice Wilkins）共同参与解析了 DNA 双螺旋结构，并提出 DNA 与遗传信息传递之间的关系。到了 1958 年，乔治·韦尔斯·比德尔（George Wells Beadle）和爱德华·劳里·塔特姆（Edward Lawrie Tatum）因为发现基因受到特定化学过程的调控而获得该年度诺贝尔生理学和医学奖。1988 年，科林·皮奇福克（Colin Pitchfork）成为第一个因 DNA 指纹分析证据而被判刑的谋杀犯，DNA 技术使得法医学得到了进一步发展。2006 年，安德鲁·法厄（Andrew Fire）和克雷格·梅洛（Craig Mello）因为发现 RNA 干扰现象对基因表达的沉默作用而获得诺贝尔奖。

13. 分子生物学时期最具影响力的科学家是詹姆斯·沃森（James Watson）、弗朗西斯·克里克（Francis Crick）。

14. 构成生物大分子的基本单位称为构件分子。例如，糖原的构件分子是葡萄糖；蛋白质的构件分子是氨基酸；核酸的构件分子是核苷酸；脂肪的构件分子是甘油和脂肪酸等。

强化训练

一、单项选择题

1. 生物化学成为一门独立学科的时间是( )
   A. 1845 年　　　B. 1903 年　　　C. 1953 年　　　D. 1965 年
2. 人体内含量最多的物质是( )
   A. 蛋白质　　B. 水　　C. 糖类　　D. 脂质
3. 下列物质中人体内含量最少的是( )
   A. 蛋白质　　B. 核酸　　C. 糖类　　D. 脂质
4. 人体干重含量最多的物质是( )
   A. 蛋白质　　B. 水　　C. 糖类　　D. 脂质
5. 下列不是生物大分子的是( )
   A. 脂质　　B. 核酸　　C. 糖类　　D. 维生素
6. 生物化学是医药卫生类各专业学生的( )
   A. 文化基础课　　B. "两课"之一　　C. 专业基础课　　D. 人文课
7. 关于构件分子的描述下列哪项是正确的( )
   A. 构件分子就是构成人体的所有物质
   B. 构件分子是体内的无机盐
   C. 构件分子是生物大分子的基本组成单位
   D. 人体内所有小分子有机化合物都是构件分子
8. 纠正巴斯德"发酵离不开酵母菌细胞"错误结论的科学家是( )
   A. 舍勒　　　　　　　B. 爱德华·毕希纳
   C. 费歇　　　　　　　D. 吴宪
9. 在血液分析、气体与电解质平衡、蛋白质化学，特别是蛋白质变性理论等领域作出了杰出贡献的我国科学家是( )
   A. 李时珍　　B. 吴宪　　C. 陈景润　　D. 钱学森
10. 人体内蛋白质含量为( )
    A. 55% ~67%　　B. 15% ~18%　　C. 10% ~15%　　D. 3% ~4%

11. 人体内无机盐含量为(　　　)
　　A. 15%～18%　　B. 10%～15%　　　　C. 3%～4%　　　　D. 1%～2%

12. 分子生物学时期最具影响力的科学家是(　　　)
　　A. 沃森和克里克　　　　　　　　B. 富兰克林和威尔金斯
　　C. 比德尔和塔特姆　　　　　　　D. 法厄和梅洛

13. 证明尿素的合成途径和三羧酸循环反应过程的科学家是(　　　)
　　A. 费歇　　　　B. 吴宪　　　　　C. 克里克　　　　D. 克雷布斯

14. 我国科学家首先采用人工方法成功合成了具有生物活性的结晶牛胰岛素是(　　　)
　　A. 1845 年　　　B. 1903 年　　　C. 1953 年　　　D. 1965 年

15. 我国科学家首先采用人工方法成功合成了酵母丙氨酰 – tRNA 是(　　　)
　　A. 1845 年　　　B. 1953 年　　　C. 1965 年　　　D. 1981 年

二、判断题

1. 生物化学是从有机化学学科中分离产生的一门新的学科。(是□；否□)
2. 生物体内的分子就是生物分子。(是□；否□)
3. 在生物化学领域最具世界影响力的我国科学家是吴宪。(是□；否□)
4. 糖类是人体内含量最少的物质。(是□；否□)
5. 发酵离不开酵母菌细胞。(是□；否□)
6. 沃森和克里克因证明了三羧酸循环反应过程而获得诺贝尔奖。(是□；否□)
7. 基因芯片技术实现了基因信息的大规模检测。(是□；否□)
8. 普通生物化学主要研究的是生物体内物质的中间代谢。(是□；否□)

三、填空题

1. 生物化学的发展经历了_____、_____和_____3 个阶段。
2. 基因治疗的主要手段有_____、_____、_____和_____等。
3. 中间代谢过程主要包括_____、_____、_____、_____和_____等。
4. 生物大分子包括_____、_____、_____和_____等。

四、名词解释

1. 生物化学
2. 生物大分子
3. 中间代谢过程
4. 构件分子
5. 基因治疗

五、问答题

1. 人体主要由哪些物质构成？其百分比例各为多少？
2. 叙述生物化学阶段的重要成果有哪些？
3. 动态生物化学阶段的重要成果有哪些？
4. 近代生物化学发展史上，我国科学家的突出贡献有哪些？

第二章　核酸化学

知 识 结 构

```
核酸分子的化学组成 ┤
                    ├── 核酸的基本元素组成
                    ├── 核酸的基本单位——核苷酸
                    └── 核苷酸的其他形式与功能

核酸的一级结构 ┤
                ├── 核酸的种类
                ├── 核酸中核苷酸的连接方式
                └── DNA的一级结构

DNA的空间结构 ┤
                ├── DNA的二级结构
                │
                └── DNA的三级结构

RNA的结构 ┤
            ├── mRNA的结构与功能
            ├── tRNA的结构与功能
            └── rRNA的结构与功能

核酸的理化性质 ┤
                ├── 核酸的一般性质
                ├── 核酸的紫外吸收性质
                └── 核酸的变性、复性和分子杂交
```

学习目标

掌握核酸的分类和生物学功能；两种核酸（DNA 和 RNA）分子组成；核酸的基本化学键；DNA 二级结构（双螺旋结构）要点、碱基配对规律。

熟悉常见核苷酸的缩写符号；体内重要的环化核苷酸（cAMP 和 cGMP）；DNA 的变性、复性及应用；tRNA 和 mRNA 的结构特点及功能。

了解核酸的紫外吸收性质；DNA 的三级结构；基因与医学的关系等。

内容提要

1. 核酸的基本元素组成是 C、H、O、N 和 P。核酸的基本单位是核苷酸，核苷酸由碱基、戊糖、磷酸三部分组成。核苷酸包括一磷酸核苷（NMP）、二磷酸核苷（NDP）、三磷酸核苷（NTP）、环化核苷酸和辅酶类核苷酸。

2. 核酸主要分为 DNA 和 RNA（mRNA、tRNA 和 rRNA），核苷酸间的连接键是 3′,5′-磷酸二酯键。DNA 多核苷酸链中脱氧核苷酸的组成和排列顺序为 DNA 一级结构。

3. DNA 的二级结构是双螺旋结构，主要包括：①DNA 分子由两条反向平行的多核苷酸链围绕同一中心轴构成右手双螺旋结构。螺旋表面有深沟和浅沟。②磷酸与脱氧核糖在外侧，形成 DNA 的骨架。嘌呤碱和嘧啶碱层叠于螺旋内侧，碱基平面与螺旋纵轴垂直，上下碱基平面之间的距离为 0.34nm。糖环平面与中心轴平行。③两条链间借嘌呤与嘧啶之间的氢键相连，匹配成对。碱基配对遵守 A 与 T、G 与 C 配对原则。A 与 T 之间形成 2 个氢键；G 与 C 之间形成 3 个氢键。④双螺旋的直径为 2nm，沿中心轴每旋转 1 圈有 10 个核苷酸，螺距为 3.4nm。⑤稳定双螺旋结构的主要作用力是氢键和碱基堆积力。横向作用力主要是碱基对之间的氢键，纵向作用力主要是碱基堆积力。

4. DNA 的三级结构是指 DNA 双螺旋进一步扭曲或再螺旋形成的高级结构。超螺旋是 DNA 三级结构的主要形式。有些 DNA 是以双链环状 DNA 形式存在，例如，细菌染色体 DNA、某些病毒 DNA、线粒体 DNA 和叶绿体 DNA 等；真核生物的双链线状 DNA 通常与蛋白质结合，形成染色体。染色体的基本结构单位是核小体。在人体细胞中，双螺旋的 DNA 分子可以依次压缩组装成核小体、核小体纤维、染色体等结构层次。

5. tRNA 的一级结构为单链，二级结构为三叶草型结构，三级结构为倒"L"型结构。真核生物 mRNA 的结构有明显特征，例如 5′-末端有甲基化的帽子，3′-末端有多聚腺苷酸尾巴等。rRNA 含量最多，主要与相应蛋白质一起构成蛋白质合成场所——核糖体。

6. DNA、RNA 都微溶于水，不溶于乙醇。核酸具有强烈的紫外吸收，而且最大吸收峰是 260nm。核酸的增色效应是当 DNA 分子从双螺旋结构变为单链状态时，在 260nm 处的紫外吸收值会增大。

7. 核酸变性指核酸氢键断裂，螺旋松散，空间结构破坏，生物活性丧失的现象。变性因素包括加热、强酸、强碱、有机溶剂、尿素、射线等。加热变性时当双链 DNA 分子被解开一半时的温度，或者说达到最大吸收值一半时的温度称为熔解温度。

8. 变性 DNA 在适当的条件下，两条彼此分开的单链可以重新缔合成为双螺旋结构，这一过程称为核酸复性。DNA 复性后，一系列性质将得到恢复，但是生物活性一般只能得到部分的恢复。

9. 核酸分子杂交是不同来源的 DNA 分子放在一起热变性，然后慢慢冷却，使其复性的过程，若这些异源 DNA 之间有互补或部分互补序列，则复性时会形成杂交分子。核酸分子杂交广泛用于基因组研究、遗传病检测、刑事案件侦破及亲子鉴定、法医鉴定等领域。

强化训练

一、单项选择题

1. 在蛋白质合成中作为直接模板的是（　　）
   A. DNA 　　　　　B. RNA 　　　　　C. mRNA 　　　　　D. rRNA

2. DNA 的二级结构是（　　）
   A. α – 螺旋结构　B. 双螺旋结构　　C. β – 片层结构　　D. 三叶草型结构

3. 核酸的基本结构单位是（　　）
   A. 核苷　　　　　B. 磷酸戊糖　　　C. 核苷酸　　　　　D. 多核苷酸

4. 分子结构 C – 5 上有甲基的碱基是（　　）
   A. 腺嘌呤　　　　B. 鸟嘌呤　　　　C. 胞嘧啶　　　　　D. 胸腺嘧啶

5. 组成 DNA 分子的戊糖是（　　）
   A. β – D – 核糖　　　　　　　　　　B. β – D – 2 – 脱氧核糖
   C. α – D – 核糖　　　　　　　　　　D. α – D – 2 – 脱氧核糖

6. 嘌呤核苷酸中嘌呤与戊糖的连接化学键是（　　）
   A. N_9—$C_{1'}$　　B. N_7—$C_{1'}$　　C. N_1—$C_{1'}$　　D. N_3—$C_{1'}$

7. 关于 ATP 生理功能的叙述错误的是（　　）
   A. 是生物体内直接供能物质　　　　B. 可生成环腺苷酸（cAMP）
   C. 作为物质代谢调节剂　　　　　　D. DNA 的合成原料

8. 核酸分子中，单核苷酸之间的连接化学键是（　　）
   A. 氢键　　　　　　　　　　　　　B. 糖苷键
   C. 3′,5′ – 磷酸二酯键　　　　　　　D. 2′,3′ – 磷酸二酯键

9. 下列属于 DNA 分子一级结构的是（　　）
   A. 脱氧核糖核苷酸残基的排列顺序　B. 各种单核苷酸的连接方式
   C. 双螺旋结构　　　　　　　　　　D. 连接单核苷酸间的磷酸二酯键

10. 关于 DNA 二级结构的论述错误的是(　　)

　　A. 两条多核苷酸链互相平行方向相反

　　B. 两条链碱基之间形成氢键

　　C. 碱基按 A – T 和 G – C 配对

　　D. 磷酸和脱氧核糖在内侧，碱基在外侧

11. 有关 tRNA 结构的叙述错误的是(　　)

　　A. 其是单链

　　B. 其二级结构通常为三叶草型

　　C. 其三级结构呈正"L"型

　　D. 其 3′ – 末端是活化氨基酸的结合部位

12. 存在于真核生物 mRNA 5′ – 末端的结构是(　　)

　　A. 多聚腺苷酸尾巴　　　　　　　B. 帽子结构

　　C. 超螺旋结构　　　　　　　　　D. 核小体

13. 存在于真核生物 mRNA 3′ – 末端的结构是(　　)

　　A. 多聚腺苷酸尾巴　　　　　　　B. 帽子结构

　　C. 超螺旋结构　　　　　　　　　D. 核小体

14. RNA 和 DNA 彻底水解后的产物(　　)

　　A. 核糖相同，部分碱基不同　　　B. 碱基相同，核糖不同

　　C. 部分碱基不同，核糖不同　　　D. 碱基不同，核糖相同

15. DNA 和 RNA 共有的成分是 (　　)

　　A. 核糖　　　　　B. 脱氧核糖　　　C. 鸟嘌呤　　　　　D. 尿嘧啶

16. 核酸的基本成分包括(　　)

　　A. 磷酸、戊糖、嘌呤碱　　　　　B. 磷酸、戊糖、嘧啶碱

　　C. 磷酸、嘌呤碱、嘧啶碱　　　　D. 磷酸、戊糖、嘌呤碱和嘧啶碱

17. 核苷是由(　　)

　　A. 碱基与戊糖通过糖苷键连接而成的化合物

　　B. 磷酸、碱基与戊糖结合而成的化合物

　　C. 磷酸与碱基通过酯键结合而成的化合物

　　D. 碱基与戊糖通过酯键连接而成的化合物

18. 组成 RNA 的核苷酸是(　　)

　　A. dAMP、dGMP、dCMP、dUMP　　　B. dAMP、dGMP、CMP、UMP

　　C. AMP、dGMP、dCMP、dTMP　　　　D. AMP、GMP、CMP、UMP

19. 组成 DNA 的核苷酸是(　　)

　　A. dAMP、dGMP、dCMP、dUMP　　　B. dAMP、dGMP、dCMP、dTMP

　　C. dAMP、dGMP、CMP、UMP　　　　D. AMP、GMP、CMP、UMP

20. DNA 的一级结构实质上就是(　　)

　　A. DNA 分子中的碱基排列顺序　　　B. DNA 分子中的碱基配对关系

C. DNA 分子中的双螺旋结构   D. DNA 分子中的各碱基比例关系

21. DNA 分子中的脱氧核糖脱氧位置是戊糖的(   )

    A. 第一位碳原子   B. 第二位碳原子

    C. 第三位碳原子   D. 第四位碳原子

22. 含有多种稀有碱基的核酸是(   )

    A. DNA   B. rRNA   C. mRNA   D. tRNA

23. RNA 分子内部形成双螺旋区，此区的碱基按(   )

    A. A 与 U、G 与 C 互补规律配对   B. A 与 T、G 与 C 互补规律配对

    C. A 与 U、G 与 A 互补规律配对   D. A 与 G、T 与 C 互补规律配对

24. 下列化合物中被称为激素的第二信使的是(   )

    A. cAMP   B. GMP   C. CMP   D. UMP

25. 只存在于 RNA 分子中而不存在于 DNA 分子中的碱基是(   )

    A. C   B. A   C. U   D. G

26. 核酸对紫外线的最大吸收峰是(   )

    A. 200nm   B. 260nm   C. 280nm   D. 340nm

27. 核酸分子中储存、传递遗传信息的关键是(   )

    A. 戊糖顺序   B. 碱基顺序   C. 磷酸戊糖顺序   D. 磷酸顺序

28. DNA 双螺旋每旋转一周，沿中心轴上升(   )

    A. 0.34nm   B. 3.4nm   C. 5.4nm   D. 10nm

29. 组成核小体的主要成分是(   )

    A. RNA 和组蛋白   B. DNA 和组蛋白

    C. RNA 和酸性蛋白   D. DNA 和酸性蛋白

30. T_m 是指(   )

    A. 全部 DNA 双链解开的温度

    B. 50% DNA 双链解开的温度

    C. 全部 DNA 分子中磷酸二酯键断裂的温度

    D. DNA 复性的温度

31. DNA 变性后在 260nm 处的吸光度增加是由于(   )

    A. 脱氧核糖暴露   B. 碱基暴露

    C. 磷酸暴露   D. 磷酸二酯键断裂

32. 遗传物质的结构和功能单位是(   )

    A. 基因   B. 核小体   C. DNA   D. 染色体

33. 人类单倍基因组序列含有(   )

    A. 4×10^6bp   B. $3 \times 10^7 \sim 10^9$bp   C. 2.2×10^9bp   D. 3.2×10^9bp

34. 基因组指(   )

    A. 细胞或生物体的全部遗传物质   B. 细胞的 DNA 结构

    C. 生物体的全部 mRNA 遗传信息   D. 细胞内的全部 RNA 的组合

二、判断题

1. DNA 双螺旋中碱基对位于外侧。（是□；否□）

2. DNA 分子中腺嘌呤（A）的个数等于胸腺嘧啶（T）的个数。（是□；否□）

3. 同一个体不同组织细胞中的 DNA 碱基序列相同。（是□；否□）

4. DNA 合成需要的原料是 ATP、CTP、GTP 和 TTP。（是□；否□）

5. DNA 分子的两条核苷酸链通过 A – T 或 C – G 之间的氢键配对连接。（是□；否□）

6. 维持 DNA 双螺旋稳定的主要因素是碱基堆积力和氢键。（是□；否□）

7. G – C 占碱基总量的比例越高，T_m 值越低。（是□；否□）

8. 热变性的 DNA 经缓慢冷却后可复性，生物学活性也部分恢复。（是□；否□）

9. 大多数真核生物的 mRNA 5′ – 末端都有多聚腺苷酸结构。（是□；否□）

10. 原核生物 mRNA 的 3′ – 末端是 7 – 甲基鸟苷三磷酸。（是□；否□）

三、填空题

1. 组成核酸的基本单位是_____，基本单位之间的化学键是_____。

2. DNA 分子中的嘌呤碱是_____和_____，嘧啶碱是_____和_____。

3. 核酸变性时，碱基对之间的氢键_____；变性后，紫外吸收峰_____，黏度_____。

4. 组成核酸的戊糖有_____和_____2 种，根据所含戊糖不同，将核酸分为_____和_____2 大类。

5. 根据功能不同，RNA 可分为_____、_____和_____。

6. DNA 的二级结构为_____结构，tRNA 的二级结构为_____结构。

7. 维持 DNA 二级结构稳定的主要因素是_____和_____。

8. 测知某一 DNA 样品中，碱基含量 A 为 0.53mol，C 为 0.25mol，那么 T 约为_____mol，G 约为_____mol。

9. DNA 双螺旋直径为_____nm，双螺旋每转 1 圈上升_____nm，每圈约_____个碱基对。

10. DNA 双螺旋结构中，戊糖和磷酸基团位于_____侧，碱基位于_____侧。

11. RNA 完全水解后的主要产物有_____、_____、_____、_____、_____和_____。

12. 基因中的插入顺序称为_____，编码蛋白质顺序的 DNA 部分称为_____。

13. 在真核细胞染色质中，DNA 缠绕在组蛋白上形成_____。

14. 被称为激素第二信使的 cAMP 和_____引起的生理效应恰好相反。

15. 核酸分子中的碱基具有共轭双键结构，故在紫外光区_____nm 处有一最大吸收峰。

16. 常用基因治疗方法有_____、_____、_____和_____等。

17. 基因组学又分为 3 个部分，即_____、_____和_____组学等。

四、名词解释

1. 核酸
2. DNA 的二级结构
3. 碱基互补配对规则
4. 核酸变性
5. T_m 值
6. 增色效应
7. 核酸分子杂交
8. DNA 的三级结构
9. 核小体
10. 核酸复性
11. 3′,5′ – 磷酸二酯键
12. 基因
13. 外显子
14. 内含子

五、问答题

1. 阐述 DNA 一、二、三级结构的结构特点。
2. 阐述 tRNA 一、二、三级结构的结构特点。
3. 阐述核酸变性的原理，引起核酸变性的主要因素及变性后其理化性质的改变。
4. 阐述核酸复性的原理，及复性后的理化性质的改变。
5. 阐述核酸分子杂交的原理和应用价值。

第三章 蛋白质化学

知识结构

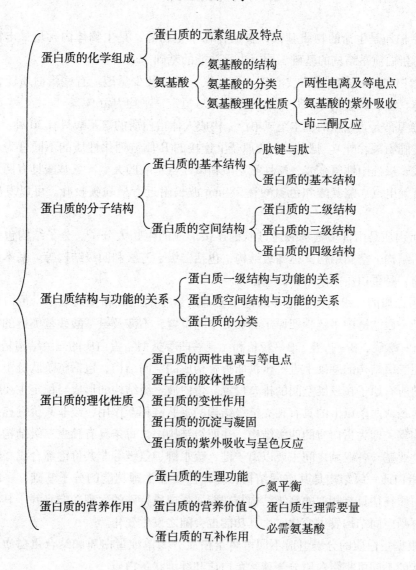

蛋白质的化学组成
- 蛋白质的元素组成及特点
- 氨基酸
  - 氨基酸的结构
  - 氨基酸的分类
  - 氨基酸理化性质
    - 两性电离及等电点
    - 氨基酸的紫外吸收
    - 茚三酮反应

蛋白质的分子结构
- 蛋白质的基本结构
  - 肽键与肽
  - 蛋白质的基本结构
- 蛋白质的空间结构
  - 蛋白质的二级结构
  - 蛋白质的三级结构
  - 蛋白质的四级结构

蛋白质结构与功能的关系
- 蛋白质一级结构与功能的关系
- 蛋白质空间结构与功能的关系
- 蛋白质的分类

蛋白质的理化性质
- 蛋白质的两性电离与等电点
- 蛋白质的胶体性质
- 蛋白质的变性作用
- 蛋白质的沉淀与凝固
- 蛋白质的紫外吸收与呈色反应

蛋白质的营养作用
- 蛋白质的生理功能
- 蛋白质的营养价值
  - 氮平衡
  - 蛋白质生理需要量
  - 必需氨基酸
- 蛋白质的互补作用

学习目标

　　掌握蛋白质的元素组成及特点、氨基酸的分类；肽键、多肽链、一级结构、空间结构的概念，相应结构类型及特点；蛋白质的理化性质，等电点、变性、沉淀概念及应用。

　　熟悉蛋白质的生理功能、营养价值和互补作用。

　　了解蛋白质结构与功能的关系。

内容提要

　　1. 蛋白质是生命的物质基础，普遍存在于生物界，是生物体内含量最丰富的有机化合物。蛋白质是结构的基础，同时也是功能的基础。

　　2. 蛋白质的元素组成主要有碳、氢、氧、氮以及少量硫。有些蛋白质还含有少量的铁、锌、锰、碘、铜等。其中氮的含量相对恒定，平均为 16%。

　　3. 氨基酸是蛋白质的基本组成单位。构成人体蛋白质的氨基酸只有 20 种，均为 α - 氨基酸（脯氨酸除外）。据其 α - 碳原子上连接的 R 侧链理化性质的不同分为非极性疏水氨基酸、极性中性氨基酸、酸性氨基酸和碱性氨基酸四大类。氨基酸具有两性解离的特性，有等电点。酪氨酸和色氨酸在 280nm 波长附近有最强吸收峰。可以发生茚三酮反应。

　　4. 蛋白质是由许多氨基酸通过肽键连接形成的生物大分子。分子结构包括基本结构和空间结构。空间结构又称高级结构，包括二级、三级和四级结构等。基本结构又称一级结构，是蛋白质空间结构的基础。

　　5. 蛋白质的一级结构是指多肽链中氨基酸残基的组成和排列顺序。蛋白质的二级结构指某一段肽链中主链骨架原子的相对空间位置，不涉及氨基酸残基侧链的构象，主要包括 α - 螺旋、β - 折叠、β - 转角和无规卷曲等类型。蛋白质的三级结构是指在二级结构、超二级结构的基础上进一步盘曲折叠构成的空间结构，包括整条肽链中全部氨基酸残基的所有原子在三维空间的排布位置。蛋白质三级结构的形成与稳定主要依靠次级键。由两条或两条以上的具有独立三级结构的多肽链相互作用，经非共价键连接成特定的空间构象，即为蛋白质的四级结构。在四级结构中，每条具有独立三级结构的多肽链称为一个亚基。各亚基之间主要以离子键、疏水键、氢键等非共价键缔合成寡聚体。

　　6. 蛋白质一级结构是其空间结构、理化性质和生理功能的分子基础，一级结构相似的蛋白质往往具有相似的高级结构与功能。蛋白质特殊的生理功能有赖于其特定的空间结构，当空间结构发生变化时，其功能也会随之发生变化。

　　7. 根据蛋白质的分子组成不同可将蛋白质分为单纯蛋白质和结合蛋白质。根据其分子形状的不同可将蛋白质分为球状蛋白质和纤维状蛋白质。

　　8. 蛋白质分子是两性电解质，在溶液中的解离状态以及带电状态受溶液 pH 值的影响。当溶液处于某一 pH 值时，蛋白质分子所带的正、负电荷相等，呈兼性离子状态，净电荷为零。此时，溶液的 pH 值称为该蛋白质的等电点（pI）。

9. 蛋白质是高分子化合物，具有胶体性质。分散在水溶液中的蛋白质是非常稳定的胶体溶液。当破坏蛋白质胶体颗粒表面的水化膜、中和电荷时，蛋白质可从溶液中析出沉淀。沉淀方法有盐析、重金属盐沉淀、有机溶剂沉淀、生物碱试剂沉淀等。

10. 在某些理化因素的作用下，蛋白质的空间结构遭受破坏，从而导致其理化性质的改变和生物学活性的丧失，这种现象称为蛋白质变性。蛋白质变性后，理化性质发生明显变化，表现为溶解度降低、黏度增加、结晶能力消失、易被蛋白酶水解，原有的生物学活性丧失等。

11. 大多数蛋白质分子中含有酪氨酸和色氨酸残基，因此，蛋白质在 280nm 波长处有特征性吸收峰。在一定范围内，蛋白质 A_{280} 与其浓度成正比关系。

12. 含有两个或两个以上肽键的化合物在碱性溶液中加热可与硫酸铜反应生成紫红色的化合物。此反应可用于蛋白质和多肽的定量测定。

13. 蛋白质是生命活动的主要承担者，具有重要的生理功能。例如，体内的物质代谢几乎都是在酶的催化下进行的，酶的化学本质大多都是蛋白质。生物体的各种活动都必须依赖蛋白质完成，例如肌肉收缩、血液凝固、机体防御、物质运输、细胞信号转导以及基因表达调控等。蛋白质也是机体的能源物质。

14. 氮平衡是指每日氮的摄入量与排出量之间的关系，可间接反映蛋白质合成代谢与分解代谢的状况。分为氮总平衡、氮正平衡和氮负平衡。

15. 人体内有 8 种氨基酸不能合成，必须由食物供给，称为必需氨基酸，包括赖氨酸、色氨酸、苯丙氨酸、蛋氨酸、苏氨酸、缬氨酸、异亮氨酸、亮氨酸。

16. 营养价值较低的蛋白质混合食用，必需氨基酸相互补充从而提高蛋白质的营养价值，称为食物蛋白质的互补作用。

强化训练

一、单项选择题

1. 某一溶液中蛋白质的百分含量为 55%，此溶液的蛋白质含氮的百分浓度为（　　）
   A. 8.8%　　　　B. 8.0%　　　　C. 8.4%　　　　D. 8.2%
2. 蛋白质分子中的 α－螺旋结构属于（　　）
   A. 一级结构　　B. 二级结构　　C. 三级结构　　D. 四级结构
3. 280nm 波长处有吸收峰的氨基酸为（　　）
   A. 丝氨酸　　　B. 谷氨酸　　　C. 赖氨酸　　　D. 色氨酸
4. 属于碱性氨基酸的是（　　）
   A. 天冬氨酸　　B. 异亮氨酸　　C. 组氨酸　　　D. 苯丙氨酸

5. 维系蛋白质二级结构稳定的次级化学键是(　　)

    A. 盐键　　　　　　　B. 二硫键　　　　　　C. 氢键　　　　　　　D. 肽键

6. 属酸性氨基酸的有(　　)

    A. 天冬氨酸　　　　　B. 精氨酸　　　　　　C. 缬氨酸　　　　　　D. 苯丙氨酸

7. 如下排列顺序的化合物：苯丙氨酸 – 赖氨酸 – 色氨酸 – 苯丙氨酸 – 亮氨酸 – 赖氨酸，可以认为(　　)

    A. 是一个具有 6 个肽键的分子　　　　B. 是一个具有 5 个肽键的分子

    C. 是一个酸性多肽　　　　　　　　　D. 是一个碱性多肽

8. 煮沸消毒使蛋白质(　　)

    A. 生物活性丧失　　　　　　　　　　B. 一级结构改变

    C. 氨基酸排列顺序改变　　　　　　　D. 发生沉淀

9. 处于等电点状态的蛋白质(　　)

    A. 分子不显电性　　　　　　　　　　B. 分子最稳定

    C. 分子带电荷最多　　　　　　　　　D. 易被蛋白酶水解

10. 下列氨基酸中含有羟基的是(　　)

    A. 谷氨酸　　　　B. 天冬氨酸　　　　C. 酪氨酸　　　　　D. 赖氨酸

11. 糖蛋白是一种(　　)

    A. 结合蛋白质　　　　　　　　　　　B. 单纯蛋白质

    C. 含有铁离子的蛋白质　　　　　　　D. 水解产物只有氨基酸的蛋白质

12. 胰岛素分子 A 链与 B 链的交联是靠(　　)

    A. 氢键　　　　　　B. 盐键　　　　　　C. 疏水键　　　　　D. 二硫键

13. 血清白蛋白（pI 为 4.7）在下列溶液中带正电荷的是(　　)

    A. 溶液 pH 为 4.0　　　　　　　　　B. 溶液 pH 为 5.0

    C. 溶液 pH 为 6.0　　　　　　　　　D. 溶液 pH 为 7.0

14. 维持蛋白质一级结构的化学键是(　　)

    A. 肽键　　　　　　B. 二硫键　　　　　C. 盐键　　　　　　D. 疏水键

15. 参与蛋白质合成的氨基酸是(　　)

    A. 瓜氨酸　　　　　B. 同型半胱氨酸　　C. 精氨酸　　　　　D. 鸟氨酸

16. 蛋白质中氮的含量约占(　　)

    A. 6.25%　　　　B. 12%　　　　　　C. 16%　　　　　　D. 20%

17. 氮正平衡常见于(　　)

    A. 老年人　　　　B. 患者　　　　　C. 营养不良者　　　D. 孕妇

18. 下列氨基酸在中性溶液中均呈碱性的是(　　)

    A. 谷氨酸、赖氨酸、丙氨酸　　　　　B. 天冬氨酸、酪氨酸、脯氨酸

    C. 苏氨酸、色氨酸、半胱氨酸　　　　D. 精氨酸、赖氨酸、组氨酸

19. 下列氨基酸均为必需氨基酸的是(　　)

    A. 甘氨酸、赖氨酸、甲硫氨酸、缬氨酸

    B. 天冬氨酸、谷氨酸、脯氨酸、丝氨酸

    C. 苏氨酸、色氨酸、苯丙氨酸、亮氨酸

    D. 精氨酸、异亮氨酸、组氨酸、酪氨酸

20. 氮负平衡常见于（　　）

    A. 老年人　　　　B. 年青人　　　　　C. 孕妇　　　　　D. 恢复期患者

21. 模体属于蛋白质的（　　）

    A. 一级结构　　　B. 二级结构　　　　C. 三级结构　　　D. 四级结构

22. β-折叠属于蛋白质的（　　）

    A. 一级结构　　　B. 二级结构　　　　C. 三级结构　　　D. 四级结构

23. 具有四级结构的蛋白质特征是（　　）

    A. 分子中必定含有辅基

    B. 每条多肽链都具有独立的生物学功能

    C. 维持四级结构稳定的次级键是肽键

    D. 由2条或2条以上具有独立三级结构的多肽链缔合而成

24. 蛋白质的一级结构和高级结构决定于（　　）

    A. 分子中的盐键　　　　　　　　　B. 分子中的氢键

    C. 分子内部的疏水键　　　　　　　D. 氨基酸的组成和顺序

25. 蛋白质的等电点（pI）是（　　）

    A. 蛋白质本身的酸碱度

    B. 蛋白质溶液的 pH 值等于 7.0

    C. 蛋白质溶液的 pH 值等于 7.4

    D. 蛋白质的正负电荷相等时的溶液的 pH 值

26. 血清清蛋白的 pI 为 4.7，在下列溶液中带负电荷的是（　　）

    A. 溶液 pH 为 5.6　　　　　　　　　B. 溶液 pH 为 4.6

    C. 溶液 pH 为 3.5　　　　　　　　　D. 溶液 pH 为 2.4

27. 蛋白质变性是由于（　　）

    A. 肽键的断裂　　　　　　　　　　B. 蛋白质的水解

    C. 空间结构破坏　　　　　　　　　D. 氨基酸组成的改变

28. 使蛋白质沉淀而不变性，常用的方法是（　　）

    A. 强酸强碱　　　B. 加热煮沸　　　　C. 盐析　　　　　D. 重金属盐沉淀

29. 组成人体蛋白质的氨基酸有（　　）

    A. 10 种　　　　　B. 15 种　　　　　　C. 20 种　　　　　D. 无数种

30. 一生物样品含氮量为 5%，其蛋白质含量为（　　）

    A. 8.80%　　　　　B. 12.50%　　　　　C. 16.00%　　　　D. 31.25%

31. 下列属于蛋白质构象病的是（　　）

    A. 疯牛病　　　　　　　　　　　　B. 重症肝炎

    C. 蚕豆病　　　　　　　　　　　　D. 镰刀型红细胞性贫血

32. 常用味精是哪种氨基酸的盐(　　　)
    A. 天冬氨酸　　　B. 赖氨酸　　　　　C. 谷氨酸　　　　　D. 组氨酸

33. 下列为非编码氨基酸的是(　　　)
    A. 瓜氨酸　　　　B. 半胱氨酸　　　　C. 蛋氨酸　　　　　D. 缬氨酸

34. 维持蛋白质四级结构稳定的主要次级键是(　　　)
    A. 氢键　　　　　B. 盐键　　　　　　C. 疏水键　　　　　D. 二硫键

35. 含二个羧基的氨基酸是(　　　)
    A. 组氨酸　　　　B. 天冬氨酸　　　　C. 异亮氨酸　　　　D. 脯氨酸

二、判断题

1. 天然氨基酸都具有一个不对称 α-碳原子。(是□；否□)

2. 人体组织蛋白质和多肽类物质均由 L-型氨基酸组成。(是□；否□)

3. 大多数蛋白质的主要带电基团是由它 N-末端的氨基和 C-末端的羧基组成。(是□；否□)

4. 蛋白质的亚基(或称亚单位)和肽链是同义的。(是□；否□)

5. 溶液的 pH 值可以影响氨基酸的等电点。(是□；否□)

6. 到目前为止,自然界发现的氨基酸为 20 种左右。(是□；否□)

7. 疏水键是使蛋白质空间结构稳定的一种非常重要的次级键。(是□；否□)

8. 在蛋白质和多肽分子中,连接氨基酸残基的共价键除肽键外,还有二硫键。(是□；否□)

三、填空题

1. 大多数蛋白质的元素组成为 _____、_____、_____、_____ 和 _____。

2. 人体蛋白质的基本组成单位为 _____,共有 _____ 种。

3. 各种蛋白质的含氮量接近 _____,并且在生物体内的含氮物质以 _____ 为主。

4. 根据理化性质,氨基酸可分成 _____、_____、_____ 和 _____ 4 种。

5. 蛋白质颗粒表面的 _____ 和 _____ 是蛋白质亲水胶体稳定的两个因素。

6. 组成蛋白质分子的基本单位是 _____,它们借 _____ 连接成 _____ 链。

7. 开链多肽和蛋白质分子具有 _____ 末端和 _____ 末端。

8. 蛋白质变性的本质是 _____ 被破坏,根本原因是破坏了 _____ 键所致。

9. 蛋白质的二级结构主要有 _____ 和 _____。

10. 某蛋白质分子的 pI 为 6.5,置于 pH 为 8.6 的缓冲溶液中,该蛋白质带 _____ 电荷,电泳时向 _____ 极移动。

11. 构成人体蛋白质的碱性氨基酸有 _____、_____ 和 _____,酸性氨基酸有 _____ 和 _____。

12. 构成人体蛋白质的氨基酸有 20 种，均为＿＿＿＿α – 氨基酸。α – 碳原子上连接有亚氨基的氨基酸是＿＿＿＿。

13. 蛋白质的构件分子是＿＿＿＿，基本化学键是＿＿＿＿。

14. 溶液的 pH ＞ pI 时，蛋白质带＿＿＿＿电荷；溶液 pH ＜ pI 时，蛋白质带＿＿＿＿电荷。

四、名词解释

1. 肽键
2. 肽
3. 亚基
4. 蛋白质变性
5. 等电点（pI）
6. 分子病
7. 蛋白质一级结构
8. 蛋白质二级结构
9. 蛋白质三级结构
10. 蛋白质四级结构
11. 模体
12. 氮平衡
13. 氮总平衡
14. 氮正平衡
15. 氮负平衡
16. 必需氨基酸
17. 非必需氨基酸
18. 蛋白质营养互补作用

五、问答题

1. 何谓蛋白质的两性电离？

2. 什么是蛋白质的二级结构？它主要有哪几种？

3. 试比较蛋白质的沉淀与变性。

4. 蛋白质的一、二、三、四级结构及其维持各级结构的作用力（或键）是什么？

5. 蛋白质变性理论在临床上有何指导意义？

6. 用新鲜蛋清抢救误服重金属盐的患者的生物化学机理是什么？

7. 为何组成蛋白质的氨基酸只有 20 种，而蛋白质却种类繁多？

8. 给患者输氨基酸溶液时，哪几种氨基酸是不能缺少的？

9. 不法分子向牛奶中掺入三聚氰胺是钻了蛋白质检测方法的什么空子？长期摄入三聚氰胺有何危害？

第四章 维 生 素

知 识 结 构

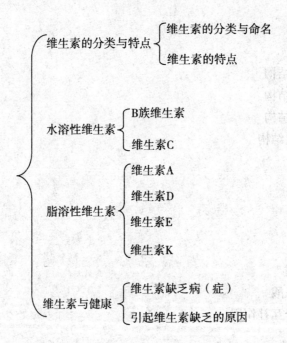

维生素的分类与特点 ─┬─ 维生素的分类与命名
　　　　　　　　　　└─ 维生素的特点

水溶性维生素 ─┬─ B族维生素
　　　　　　　└─ 维生素C

脂溶性维生素 ─┬─ 维生素A
　　　　　　　├─ 维生素D
　　　　　　　├─ 维生素E
　　　　　　　└─ 维生素K

维生素与健康 ─┬─ 维生素缺乏病（症）
　　　　　　　└─ 引起维生素缺乏的原因

学 习 目 标

　　掌握维生素的定义、特点；脂溶性维生素的主要生理功能及缺乏症；各种水溶性维生素的主要生理功能、活性形式及缺乏症。

　　熟悉 B 族维生素与辅酶的关系；维生素在代谢中的重要作用；引起维生素缺乏病的原因。

　　了解维生素的分类；各种维生素的主要来源、理化性质。

内容提要

1. 维生素是维持正常生理功能所必需的一类低分子有机化合物，体内不能合成或合成量很少，必须由食物提供。

2. 维生素根据其溶解性分为脂溶性维生素（维生素 A、D、E、K）和水溶性维生素（维生素 B_1、B_2、PP、B_6、B_{12}，泛酸，生物素，叶酸，维生素 C）。

3. 维生素 B_1 又称硫胺素、抗脚气病因子和抗神经炎因子。在生物体内活性形式为焦磷酸硫胺素（TPP）。参与糖和核酸的代谢、抑制胆碱酯酶活性。高糖饮食，精制米、面饮食及习惯性饮酒人群易发生缺乏症即脚气病。

4. 维生素 B_2 又称核黄素，活性形式为黄素腺嘌呤二核苷酸（FAD）和黄素单核苷酸（FMN）。参与生物氧化、脱氨基作用等重要的代谢供能过程，促进机体生长与发育，维持皮肤和黏膜完整性。其需要量与能量代谢有关。缺乏主要表现为阴囊炎、唇炎、舌炎、口角炎、眼角膜炎等脂溢性皮炎。

5. 维生素 PP 包括尼克酸和尼克酰胺。以 NAD^+（尼克酰胺 – 腺嘌呤 – 二核苷酸）和 $NADP^+$（尼克酰胺 – 腺嘌呤 – 二核苷酸磷酸）为活性形式参与氨基酸、糖、脂肪及核酸代谢等过程。缺乏症为癞皮病，表现为多发性皮炎、腹泻和痴呆等症状。

6. 维生素 B_6 包括吡哆醇、吡哆醛和吡哆胺。在机体内的活性形式为磷酸吡哆醛和磷酸吡哆胺。磷酸吡哆醛是多种酶的辅酶，参与氨基酸、糖、脂肪及核酸代谢等过程。缺乏症不多见。

7. 叶酸在机体内的活性形式为四氢叶酸（FH_4），作为一碳单位代谢的辅酶和载体，参与体内嘌呤、嘧啶及胆碱的合成，进而影响 DNA、RNA 及蛋白质的生物合成。一般不发生缺乏症，但在妊娠期和哺乳期应适当补充叶酸。

8. 维生素 B_{12} 又称钴胺素，是唯一含有金属元素钴的维生素。在机体内的活性形式为甲基钴胺素和 $5'$ – 脱氧腺苷 – 钴胺素，为琥珀酸 CoA 和蛋氨酸合成所必需。一般不发生缺乏症。

9. 泛酸又名遍多酸，在机体内的活性形式为辅酶 A（CoA）和酰基载体蛋白（ACP）。参与酰基转移反应，广泛参与糖、脂质、蛋白质代谢及肝的生物转化作用。一般不发生缺乏症。

10. 生物素又称维生素 H、辅酶 R，生物素在体内作为羧化酶的辅基，参与 CO_2 的固定和羧化反应。生物素来源广泛，人类一般不易发生生物素缺乏症。

11. 维生素 C 又名抗坏血酸，是羟化酶的辅酶，参与体内的氧化还原反应，具有增强机体免疫力、促进铁吸收及解毒等作用。缺乏症为坏血病。

12. 维生素 A 又称抗干眼病维生素，体内的活性形式包括视黄醇、视黄醛和视黄酸。能够构成视觉细胞内感光物质——视色素、参与生物膜糖蛋白的合成、抗癌等。缺乏引起夜盲症和干眼病，过量可引起中毒。

13. 维生素 D 又称抗佝偻病维生素，在生物体内以维生素 D_2（麦角钙化醇）和 D_3

（胆钙化醇）的活性较高。具有调节血清钙、磷代谢，促进钙的输送和骨的生长及保护神经，抑制炎症，参与表皮细胞的生长与分化等作用。儿童缺乏可引起佝偻病，成人缺乏可引起软骨病和自身免疫性疾病，过量引起中毒反应。

14. 维生素 E 主要有生育酚和生育三酚两大类，与动物生殖功能相关，具有抗氧化功能，促进血红素代谢及调节基因表达等作用。临床常用维生素 E 治疗先兆流产和习惯性流产。一般不易缺乏。

15. 维生素 K 又称凝血维生素，活性形式为 2 - 甲基 - 1,4 - 萘醌。维生素 K 是 γ - 谷氨酰羧化酶的辅酶，促进凝血因子的成熟。人类原发性维生素 K 缺乏较为罕见。过量使用则会导致溶血或加重婴儿高胆红素血症。

16. 由于生理或病理因素造成营养素需求增加，消化、吸收、利用等因素影响导致摄入不足，引起维生素缺乏的病症统称为维生素缺乏病。其病因有原发性摄入不足，也有继发性疾病引起吸收利用障碍。

17. 由于维生素主要由食物供应，如果维生素摄入量不足、吸收障碍、需要量增加、长期服用某些药物等就会引起维生素缺乏症。

18. 单一维生素不足导致特征性缺乏症状，例如维生素 A 缺乏引起夜盲症、维生素 D 缺乏引起佝偻病或软骨症、维生素 B_{12} 缺乏导致恶性贫血等。维生素 A、D 过量摄入会引起中毒。

强化训练

一、单项选择题

1. 发生"脚气病"是因为缺乏（　　）
    A. 维生素 A　　　　B. 维生素 C　　　　C. 维生素 B_1　　　　D. 维生素 B_6
2. 肠道细菌可以合成的维生素是（　　）
    A. 维生素 A　　　　B. 维生素 C　　　　C. 维生素 D　　　　D. 维生素 K
3. NAD^+ 在酶促反应中转移（　　）
    A. 氨基　　　　B. 氢原子　　　　C. 氧原子　　　　D. 羧基
4. 下列维生素中可作为一碳单位载体的是（　　）
    A. 叶酸　　　　B. 四氢叶酸　　　　C. 生物素　　　　D. 焦磷酸硫胺素
5. 不含维生素的辅酶是（　　）
    A. CoQ　　　　B. CoA　　　　C. Co I　　　　D. Co II
6. 下列辅酶分子中不含核苷酸成分的是（　　）
    A. TPP　　　　B. $NADP^+$　　　　C. FMN　　　　D. CoA
7. 下列维生素中可参与体内钙、磷代谢调节的是（　　）
    A. 维生素 A　　　　B. 维生素 C　　　　C. 维生素 D　　　　D. 维生素 E

8. 发生"夜盲症"是因为缺乏(　　)
    A. 维生素 A 　　　B. 维生素 D 　　　C. 维生素 H 　　　D. 维生素 K

9. 下列说法中正确的是(　　)
    A. 维生素 A 是水溶性维生素 　　　　B. 维生素 A 人体内可少量合成
    C. 维生素 A 缺乏时引起夜盲症 　　　D. 维生素 A 不易被氧化

10. 下列情况中，不会造成维生素 K 缺乏症的是 (　　)
    A. 新生儿 　　　　　　　　　　　B. 长期口服抗生素
    C. 饮食中完全缺少绿色蔬菜 　　　D. 素食者

11. 人体维生素 D 的来源有(　　)
    A. 肝脏 　　　B. 蔬菜 　　　C. 水 　　　D. 谷类

12. 维生素 A 的主要生理功能为(　　)
    A. 促进钙的吸收 　　　　　　　B. 调节血压
    C. 调节血脂 　　　　　　　　　D. 维持正常视觉

13. 维生素 D 缺乏可导致(　　)
    A. 坏血病 　　　B. 癞皮病 　　　C. 佝偻病 　　　D. 干眼病

14. 维生素 B_2 可(　　)
    A. 参与细胞的正常生长 　　　　B. 预防新生儿神经管畸形
    C. 促进视黄醇吸收 　　　　　　D. 促进钙吸收

15. 谷类食物中的维生素主要为(　　)
    A. B 族维生素 　　　B. 维生素 E 　　　C. 维生素 C 　　　D. 视黄醇

16. 维生素 K 参与(　　)
    A. 凝血过程 　　　B. 钙的吸收 　　　C. 钙的排出 　　　D. 半胱氨酸的转化

17. 由于难以通过乳腺进入乳汁，母乳喂养婴儿应在出生 2～4 周后多晒太阳或补充 (　　)
    A. 维生素 A 　　　B. 维生素 B 　　　C. 维生素 C 　　　D. 维生素 D

18. 下列说法中正确的是(　　)
    A. 脂溶性维生素可以以原形从尿中排出
    B. 脂溶性维生素经代谢分解后全部排出体外
    C. 脂溶性维生素会在体内储存备用
    D. 长期过量摄入某些脂溶性维生素会导致体内储存过多引起中毒

19. 青藏高原筑路工人，长期食用罐头食品，出现下肢皮下出血、瘀斑，齿龈肿胀出血，最可能缺乏的维生素是(　　)
    A. 维生素 C 　　　B. 叶酸 　　　C. 尼克酸 　　　D. 硫胺素

20. 孕早期叶酸缺乏可导致(　　)
    A. 新生儿神经管畸形 　　　　　B. 母体血脂升高
    C. 新生儿溶血 　　　　　　　　D. 新生儿先天畸形

21. 蛋类中含有多种维生素，但缺乏（　　）

    A. 维生素 C　　　　B. 维生素 B_1　　　　C. 维生素 B_2　　　　　　D. 维生素 D

22. 烹调胡萝卜科学的方法是用油炒至油色变为金黄色出锅，目的是为了（　　）

    A. 让胡萝卜充分炒熟　　　　　　　　B. 让脂溶性的类胡萝卜素充分溶出

    C. 灭菌　　　　　　　　　　　　　　D. 让菜肴颜色更漂亮

23. 大量摄入后会在体内蓄积而引起中毒的维生素是（　　）。

    A. 维生素 B_1　　B. 核黄素　　　　　C. 烟酸　　　　　　　　D. 维生素 D

24. 下列关于核黄素说法错误的是（　　）

    A. 参与烟酸的代谢　　　　　　　　　B. 参与上皮细胞的正常生长与分化

    C. 参与铁的转运　　　　　　　　　　D. 参与体内生物氧化与能量代谢

25. 具有美容功效的维生素是（　　）

    A. 维生素 D　　B. 维生素 B_1　　　C. 维生素 E　　　　　D. 维生素 PP

二、判断题

1. 维生素 B_2 缺乏时，可引起脚气病和末梢神经炎。（是□；否□）

2. 维生素 B_6 包括 3 种物质，它们是吡哆醇、吡哆醛和吡哆胺。（是□；否□）

3. B 族维生素都可以作为辅酶的组分参与代谢。（是□；否□）

4. 用于氧化供能是维生素的主要生物化学功能。（是□；否□）

5. B 族维生素具有相似的结构和生理功能。（是□；否□）

三、填空题

1. 脚气病的发生与维生素 _____ 的缺乏有关，坏血病的发生与维生素 _____ 的缺乏有关。

2. 写出下面英文缩写的中文名称：NAD$^+$ _____，FAD _____。

3. 维生素 C 是 _____ 酶的辅酶，另外还具有 _____ 作用等。

4. 根据溶解性质，可将维生素分为 _____ 和 _____ 2 类。

5. 可预防夜盲症的维生素是 _____。

6. 缺乏维生素 PP 可导致 _____ 病。

7. 维生素 PP 是 _____ 衍生物，有尼克酸和尼克酰胺两种形式，其中辅酶形式是 _____ 与 _____，作为脱氢酶的辅酶，起 _____ 作用。

8. 维生素对物质代谢十分重要，是因为多数的维生素作为 _____ 的组成成分，参与代谢过程。

9. 维生素 D 在体内的主要作用是调节 _____ 代谢，与 _____ 生长有关。

10. 叶酸在机体内的活性形式为四氢叶酸，是 _____ 的载体。

四、名词解释

1. 维生素

2. 维生素原

3. 维生素缺乏症

五、问答题

1. 简述维生素的分类。

2. 维生素共同的特点是什么？

3. 简述水溶性维生素的特点。

4. 简述脂溶性维生素的特点。

5. 引起维生素缺乏的原因有哪些？

第五章　酶

知 识 结 构

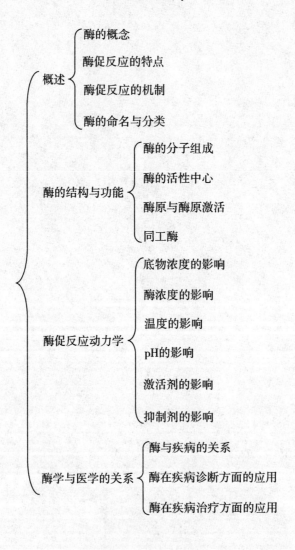

概述
- 酶的概念
- 酶促反应的特点
- 酶促反应的机制
- 酶的命名与分类

酶的结构与功能
- 酶的分子组成
- 酶的活性中心
- 酶原与酶原激活
- 同工酶

酶促反应动力学
- 底物浓度的影响
- 酶浓度的影响
- 温度的影响
- pH的影响
- 激活剂的影响
- 抑制剂的影响

酶学与医学的关系
- 酶与疾病的关系
- 酶在疾病诊断方面的应用
- 酶在疾病治疗方面的应用

学习目标

掌握酶、酶活性中心、同工酶的概念；米氏方程的概念；底物浓度、抑制剂对酶促反应速率的影响。

熟悉酶的化学本质和组成；酶促反应的特点、酶催化作用的机理；酶原的概念、酶原激活的实质；温度、pH 对酶促反应速率的影响。

了解酶的命名及分类方法、酶浓度、激活剂对酶促反应速率的影响及酶在医学上的应用。

内容提要

1. 酶是由活细胞产生的、对其底物具有高度专一性和高度催化效率的蛋白质。酶的化学本质除有催化活性的蛋白质之外，还包含同样有催化活性的核酸。生物体内绝大多数化学反应都是在酶的催化下进行的。

2. 与一般催化剂催化反应不同，酶促反应具有以下特点：①具有极高的催化效率，通常比非催化反应高 $10^8 \sim 10^{20}$ 倍。②酶对底物具有一定的选择性，即一种酶仅作用于一种或一类化合物，或一定的化学键，催化一定的化学反应并产生一定的产物，这种特性称为酶的专一性或特异性。根据酶对底物选择的严格程度不同，可大致分为绝对专一性的酶、相对专一性的酶。③酶具有不稳定性。④酶的活性与酶量具有可调节性。

3. 酶作用机理：酶与一般催化剂一样，其催化反应都遵从化学反应的热力学定律，都降低反应的活化能，但以酶最为显著。

4. 酶的命名：每一种酶均有其系统名称和推荐名称。

5. 根据酶催化的反应类型，酶可以分为 6 大类：①氧化还原酶类。②转移酶类。③水解酶类。④裂合酶类。⑤异构酶类。⑥合成酶类。

6. 酶的分子组成和功能：酶按其分子组成可分为单纯酶和结合酶。单纯酶是由单纯蛋白质构成的酶。结合酶是由结合蛋白质构成的酶。结合酶的蛋白质部分称为酶蛋白，非蛋白质部分称为辅助因子。酶蛋白主要决定酶促反应的专一性及其催化机制；辅助因子主要决定酶促反应的性质和类型。酶蛋白与辅助因子结合在一起称为全酶，只有全酶才有催化作用。

7. 辅助因子多为金属离子或小分子的有机化合物。辅助因子按其与酶蛋白结合的紧密程度与作用特点不同可分为辅酶和辅基。辅基与酶蛋白结合紧密，不能用透析或超滤方法除去；辅酶与酶蛋白结合疏松，可以用透析或超滤方法除去。

8. 作为辅助因子的小分子的有机化合物多数为 B 族维生素的衍生物或卟啉化合物，它们在酶促反应中主要参与传递电子、质子（或基团）的作用。金属离子是最常见的辅助因子。

9. 辅助因子为金属离子的酶有金属酶和金属激活酶，金属离子的作用有：①作为酶活性中心的组成部分参与催化反应，帮助底物与酶活性中心的必需基团形成正确的空间排列，有利于酶促反应的发生。②金属离子可以中和电荷，减小静电斥力，有利于底物与酶的结合。③金属离子通过与酶的结合还可以稳定酶的空间构象。④形成三元复合物，即作为连接酶与底物的桥梁。

10. 酶的活性中心或活性部位是酶分子中能与底物特异地结合并催化底物转变为产物的、具有特定三维结构的区域。

11. 酶分子中与酶活性密切相关的化学基团称为酶的必需基团。酶活性中心内的必需基团有催化基团与结合基团之分。

12. 同工酶是指催化相同的化学反应，但酶蛋白的分子结构、理化性质甚至免疫学性质不同的一组酶。同工酶是由不同基因或复等位基因编码，催化相同反应但呈现不同功能的一组酶的多态型。

13. 酶促反应动力学：酶促反应速率受多种因素影响，这些影响因素包括底物浓度、酶的浓度、pH、温度、抑制剂和激活剂等。

14. 底物浓度对酶促反应速率的影响：底物浓度对酶促反应速率的影响呈矩形双曲线，解释这一曲线的最合适的学说是中间复合物学说。其数学方程式为米氏方程式 $v = V_{max} [S] / (K_m + [S])$。$K_m$ 值为米氏常数，其值等于酶促反应速率为最大反应速率一半时的底物浓度。K_m 值是酶的特征性常数之一，只与酶的结构、底物和反应环境的 pH、温度和离子强度有关，与酶浓度无关。各种酶的 K_m 值是不同的，大致在 $10^{-6} \sim 10^{-2}$ mol/L 的范围。当产物生成的速度常数很小时，K_m 值近似地等于酶-底物复合物的解离常数（K_s），即 K_m 可以近似地代表酶对底物的亲和力。K_m 值越大，表示酶对底物的亲和力越小，反之亦然。最大反应速度 V_{max} 是酶被底物完全饱和时的反应速度，是酶促反应的最大速度，与酶浓度呈正比。

15. 酶浓度对反应速率的影响：当底物浓度大大超过酶的浓度时，随着酶浓度的增加，酶促反应速率增大，两者呈现正比关系。

16. 温度对反应速率的影响：温度对酶促反应速率呈现双重性影响，温度不高时，随温度升高反应速率加快；当温度升高到一定临界值时，由于酶的热变性作用，反应速率下降。酶促反应速率达到最大时的反应系统温度称为酶的最适温度。酶的最适温度不是酶的特征性常数，它与反应时间有关。

17. pH 对反应速率的影响：pH 可以影响酶、底物或辅酶的解离状态、酶活性中心的空间构象等，从而影响酶促反应速率。酶催化活性最高时反应体系的 pH 称为酶促反应的最适 pH。酶的最适 pH 也不是酶的特征性常数。

18. 抑制剂对反应速率的影响：凡能使酶活性下降而不引起酶蛋白变性的物质统称为酶的抑制剂（inhibitor，I）。抑制剂可与酶活性中心或活性中心之外的调节位点结合，从而抑制酶的活性。根据抑制剂和酶作用方式及抑制作用是否可逆，可将酶的抑制作用分为不可逆性抑制和可逆性抑制两类。

19. 不可逆性抑制作用：抑制剂与酶活性中心内的必需基团以共价键结合，使酶失活。此种抑制剂一般不能用透析、超滤等方法去除。有机磷农药（例如敌百虫）能特异地与胆碱酯酶活性中心的丝氨酸羟基结合，使酶失活。低浓度的重金属离子及 As^{3+} 可与酶分子的巯基结合，使酶失活。解磷定和二巯基丙醇可分别解除上两种抑制作用，使酶恢复活性。

20. 可逆性抑制作用：可逆性抑制剂通常以非共价键与酶和（或）酶－底物复合物可逆性结合，使酶活性降低或消失。采用透析、超滤等方法可将抑制剂除去，使酶活性恢复。可逆性抑制作用又分为竞争性抑制、非竞争性抑制和反竞争性抑制 3 种。

21. 竞争性抑制作用：抑制剂与酶所催化的底物结构相似，能与底物竞争同一个酶的活性中心，从而阻碍酶与底物形成中间产物。抑制程度取决于抑制剂与酶的相对亲和力和与底物浓度的相对比例，底物浓度足够高时可减弱或消除抑制剂的作用。竞争性抑制作用不改变酶促反应的最大速度，却使酶的表观 K_m 值增大。磺胺类药物是竞争性抑制作用的典型代表。对磺胺类药物敏感的细菌在生长繁殖时，不能直接利用环境中的叶酸，而是在菌体内二氢叶酸合成酶的作用下，以对氨基苯甲酸等为底物合成二氢叶酸，二氢叶酸是核苷酸合成过程中的辅酶之一，是四氢叶酸的前体。磺胺类药物的化学结构与对氨基苯甲酸相似，是二氢叶酸合成酶的竞争性抑制剂，抑制二氢叶酸的合成。细菌因核苷酸与核酸的合成受到阻碍而影响其生长繁殖。人类则能直接利用食物中的叶酸，体内核酸的合成不受磺胺类药物的干扰。

22. 非竞争性抑制作用：非竞争性抑制剂与酶活性中心外的必需基团可逆地结合，不影响酶和酶与底物形成的中间产物。底物与抑制剂之间无竞争关系。但形成的酶－底物－抑制剂复合物（ESI）不能进一步释放出产物。非竞争性抑制作用不改变酶促反应的表观 K_m 值，却降低反应的最大速率 V_{max}。

23. 反竞争性抑制作用：反竞争性抑制剂仅与酶－底物复合物结合，使中间产物的量下降。这样，既减少了从中间产物转化为产物的量，同时也减少了从中间产物解离出游离酶和底物的量。反应的最大速度 V_{max} 和 K_m 值均降低。

24. 激活剂对反应速率的影响：凡是使酶活性增加的物质统称为酶的激活剂。激活剂大多为金属离子，例如 Mg^{2+}、K^+、Mn^{2+} 等；少数为阴离子，如 Cl^- 等；也有许多有机化合物激活剂，例如胆汁酸盐等。按对酶促反应的需要程度又将激活剂分为必需激活剂和非必需激活剂。

25. 酶学与医学关系密切：许多疾病的发生与酶的异常相关，例如酪氨酸酶缺乏引起白化病，苯丙氨酸羟化酶缺乏引起苯丙酮酸尿症、精神幼稚化等。体液中酶活性的改变可作为疾病的诊断指标，例如肝脏疾病检测丙氨酸氨基转移酶。某些酶可作为药物用于疾病的治疗，例如助消化、清洁伤口和抗炎、溶解血栓等。许多药物可通过抑制细菌或人体内的某些酶来达到治疗目的，例如磺胺类药物。酶还作为试剂用于临床检验和科学研究。

强化训练

一、单项选择题

1. 下列有关酶的论述正确的是(　　)
   A. 所有具有催化活性的物质都是酶
   B. 酶在体内不能更新
   C. 酶能改变反应的平衡点
   D. 酶是由活细胞内合成的具有催化作用的蛋白质

2. 只含氨基酸成分的酶是(　　)
   A. 单体酶　　　　B. 单纯酶　　　　C. 寡聚酶　　　　D. 串联酶

3. 酶的活性中心是指(　　)
   A. 酶分子上的必需基团
   B. 酶分子催化底物变成产物的部位
   C. 酶分子与底物结合的部位
   D. 酶分子结合底物并发挥催化作用的关键性三维结构区

4. 酶的专一性是指(　　)
   A. 酶与辅酶特异的结合　　　　　B. 酶对其催化的底物有特异的选择性
   C. 酶在细胞中的定位是特异性的　D. 酶催化反应的机制各不相同

5. 酶促反应的突出特点是(　　)
   A. 酶的催化效率高　　　　　　　B. 酶具有敏感性
   C. 酶的专一性强　　　　　　　　D. 酶能自我更新

6. 酶对它所催化的反应的作用机制是(　　)
   A. 使反应活化能增加　　　　　　B. 使反应的活化能降低
   C. 使产物量增加　　　　　　　　D. 降低反应的自由能

7. 下列叙述中符合"诱导契合"学说的是(　　)
   A. 酶与底物的关系犹如锁和钥匙的关系
   B. 酶空间构象是可以改变的
   C. 酶对 D 型和 L 型旋光异构体的催化反应速度相同
   D. 底物的结构不受酶的诱导而发生改变

8. 关于辅助因子的叙述正确的是(　　)
   A. 均是结构复杂的小分子有机化合物
   B. 有的辅酶与酶蛋白分开存在，故其本身就有催化活性
   C. 主要起携带或转移电子、原子和功能基团的作用
   D. 决定酶的特异性

9. 与 K_m 无关的因素是(　　)

    A. 酶结构　　　　B. 酶浓度　　　　　C. 底物种类　　　　D. 反应温度

10. 反应速度是最大反应速度的 80% 时，K_m 等于(　　)

    A. ［S］　　　　B. 1/2 ［S］　　　　C. 1/4 ［S］　　　　D. 2/5 ［S］

11. 酶的活性是指(　　)

    A. 酶所催化的化学反应　　　　　　B. 酶催化的专一性

    C. 酶催化化学反应的能力　　　　　D. 酶原变成酶的过程

12. 一个酶促反应的最大反应速度 （V_{max}） 是(　　)

    A. 酶的特征性常数　　　　　　　　B. 酶完全被底物饱和时的反应速度

    C. $K_m = 2$ ［S］ 时的反应速度　　D. 体系中的杂质并不影响 V_{max}

13. 关于 K_m 的叙述正确的是(　　)

    A. 是底物和酶的反应平衡常数　　　B. 通过 K_m 的测定可鉴定酶的最适底物

    C. 是引起最大反应速度的底物浓度　D. 是反映酶催化能力的一个指标

14. 酶促反应动力学研究的是(　　)

    A. 酶分子的空间构象　　　　　　　B. 酶的电泳行为

    C. 酶的活性中心　　　　　　　　　D. 影响酶促反应速度的因素

15. 关于酶的最适温度叙述正确的是(　　)

    A. 最适温度是酶的特征性常数

    B. 是指速度达最大反应速度一半时的温度

    C. 是一个固定的值，与其他因素无关

    D. 当反应温度低于最适温度时，温度每上升 10℃，反应速度增加 1.7 ~ 2.5 倍

16. 下列属于单纯酶的是(　　)

    A. 转氨酶　　　　　　　　　　　　B. 细胞色素氧化酶

    C. 胃蛋白酶　　　　　　　　　　　D. 乳酸脱氢酶

17. 竞争性抑制剂作用的动力学特点是(　　)

    A. K_m 增大，V_{max} 增大　　　　　B. K_m 增大，V_{max} 下降

    C. K_m 增大，V_{max} 不变　　　　　D. K_m 降低，V_{max} 下降

18. 有机磷杀虫剂能抑制酶的活性是因为结合了酶活性中心的(　　)

    A. 半胱氨酸的巯基　　　　　　　　B. 丝氨酸的羟基

    C. 某些氨基酸的羧基　　　　　　　D. 氨基酸的氨基

19. 酶蛋白变性后活性丧失，这是因为(　　)

    A. 酶蛋白被完全降解为氨基酸　　　B. 酶蛋白的一级结构受破坏

    C. 酶蛋白的空间结构受破坏　　　　D. 酶蛋白不再溶于水

20. 琥珀酸脱氢酶的竞争性抑制剂是(　　)

    A. 苹果酸　　　　B. 丙酮酸　　　　　C. 延胡索酸　　　　D. 丙二酸

21. 路易士气抑制酶活性是因为结合了酶的(　　)

    A. 羟基　　　　　B. 巯基　　　　　　C. 羧基　　　　　　D. 氨基

22. 非竞争性抑制剂存在时，酶促反应动力学的特点是( )
    A. K_m值增大，V_{max}不变
    B. K_m值降低，V_{max}不变
    C. K_m值不变，V_{max}增大
    D. K_m值不变，V_{max}降低

23. 磺胺类药物的抑菌机制是( )
    A. 不可逆性抑制
    B. 竞争性抑制
    C. 非竞争性抑制
    D. 反竞争性抑制

24. 酶的化学本质是( )
    A. 维生素
    B. 蛋白质
    C. 糖类物质
    D. 脂质物质

25. 与反竞争性抑制作用的抑制剂结合的成分是( )
    A. 酶 – 底物复合物
    B. 游离酶
    C. 辅助因子
    D. 酶蛋白

26. 决定结合酶催化反应类型的因素是( )
    A. 全酶
    B. 酶蛋白
    C. 辅助因子
    D. 分子结构

27. 结合酶决定酶特异性的部分是( )
    A. 维生素
    B. 酶蛋白
    C. 辅助因子
    D. 金属离子

28. 酶原激活的本质是( )
    A. 肽链被水解
    B. 多肽链缩短
    C. 活性中心的形成或暴露
    D. 改变化学基团

29. 唾液淀粉酶的激活剂是( )
    A. Na^+
    B. Cl^-
    C. Ca^{2+}
    D. K^+

30. 丙二酸对琥珀酸脱氢酶的抑制作用是( )
    A. 不可逆抑制作用
    B. 非竞争性抑制
    C. 使酶变性失活
    D. 竞争性抑制

31. 全酶是指( )
    A. 酶 – 底物复合物
    B. 酶蛋白 – 底物复合物
    C. 酶蛋白 – 抑制剂复合物
    D. 酶蛋白 – 辅助因子复合物

32. 酶原之所以没有活性是因为( )
    A. 酶蛋白合成的缺陷
    B. 活性中心未形成或未暴露
    C. 酶蛋白已变性
    D. 缺乏辅酶

33. 磺胺类药物的类似物质是( )
    A. 叶酸
    B. 二氢叶酸
    C. 四氢叶酸
    D. 对氨基苯甲酸

34. 有机磷农药对胆碱酯酶的抑制作用属于( )
    A. 可逆性抑制作用
    B. 不可逆性抑制作用
    C. 竞争性抑制作用
    D. 非竞争性抑制作用

35. 关于K_m值描述正确的是( )
    A. K_m值越小，酶与底物的亲和力越大
    B. K_m值越大，酶与底物的亲和力越大

  C. K_m 值的大小与酶与底物的亲和力无关

  D. K_m 值最大的底物就是酶促反应的最适底物

36. 酶的功能是(　　)

  A. 催化功能　　B. 结构功能　　　C. 营养功能　　　D. 调节功能

37. 当 [S] = $1/4K_m$ 时，酶促反应速率（v）为最大反应速率（V）的(　　)

  A. 20%　　　　B. 25%　　　　C. 50%　　　　D. 75%

38. 胃蛋白酶的最适 pH 为(　　)

  A. 1.5　　　　B. 2.5　　　　C. 6.5　　　　D. 7.4

39. 酶的活性中心是指(　　)

  A. 结合抑制剂的部位

  B. 结合底物并催化底物转变成产物的部位

  C. 结合激活剂的部位

  D. 结合变构剂并调节酶活性的部位

40. 同工酶是指(　　)

  A. 酶的结构相同而存在部位不同

  B. 催化相同反应而酶分子的结构与理化性质不同

  C. 催化不同反应而理化性质相同

  D. 催化相同反应且理化性质相同，只是分布不同

41. 下列器官中 ALT 活性最高的是(　　)

  A. 肺脏　　　　B. 肝脏　　　　C. 心肌　　　　D. 胰腺

42. 蚕豆病是因为缺乏(　　)

  A. 乳酸脱氢酶　　　　　　　B. 转氨酶

  C. 6 - 磷酸葡萄糖脱氢酶　　D. 胆碱酯酶

43. 下列器官中 LDH_1 活性最高的是(　　)

  A. 肝细胞　　　B. 心肌细胞　　C. 脑细胞　　　D. 红细胞

44. 急性胰腺炎病人血清中活性增高具有临床诊断价值的酶是(　　)

  A. 乳酸脱氢酶　　　　　　　B. 淀粉酶

  C. 6 - 磷酸葡萄糖脱氢酶　　D. 胆碱酯酶

45. 有机磷农药中毒时血清中活性降低的酶是(　　)

  A. 乳酸脱氢酶　　　　　　　B. 转氨酶

  C. 6 - 磷酸葡萄糖脱氢酶　　D. 胆碱酯酶

二、判断题

1. 酶是活细胞产生的具有催化功能的蛋白质，其作用和一般催化剂相同。（是□；否□）

2. 所有的酶在细胞内合成或初分泌时都以酶原形式存在。（是□；否□）

3. 结合酶中的辅酶，不能用透析或超滤法除去。（是□；否□）

4. 一种辅助因子只能与一种酶蛋白结合构成一种专一性的酶。（是□；否□）

5. 非竞争性抑制剂与底物结构不相似，但也与酶的活性中心结合。（是□；否□）

6. 结合酶的活性中心含有辅酶。（是□；否□）

7. 维生素 K 缺乏时，病人因凝血因子异常导致凝血功能异常。（是□；否□）

三、填空题

1. 酶的活性部位的必需基团分为_____和_____。

2. 米切尔和曼顿根据中间复合物学说，提出了底物浓度与反应速度的关系，称为_____，该方程为_____。

3. 辅基和酶蛋白结合_____，一般用透析法或超滤法_____除去。

4. 酶原激活的过程，实际上是酶的_____形成或暴露的过程。

5. 根据抑制剂和酶结合的紧密程度不同，酶的抑制作用分为_____和_____两类。

6. 决定酶特异性的是_____，而辅助因子决定催化反应的_____。

7. 酶的化学本质是_____。

8. 全酶由_____与_____构成。

9. 酶作用的特点有_____、_____、_____和_____。

10. 影响酶作用的因素有_____、_____、_____、_____、_____和_____。

11. 生物催化剂包括_____和_____ 2 类。

12. 磺胺类药物的结构与_____的结构相似，是_____的竞争性抑制剂。

13. 酶的辅助因子包括_____和_____ 2 大类。

14. 血清 LDH_1 活性增高常表示_____有病变，LDH_5 活性增高常表示_____有病变。

15. 米氏常数（K_m）是酶的_____常数，只与酶的_____有关，与酶的_____无关。不同酶的 K_m 值_____，同一酶有不同底物时 K_m 值_____，其中 K_m 值最小的底物是该酶的_____。

四、名词解释

1. 酶

2. 同工酶

3. 酶的专一性

4. 酶的必需基团

5. 酶原

6. K_m

7. 酶的活性中心

8. 酶蛋白

9. 辅助因子
10. 辅酶与辅基
11. 酶原激活
12. 酶的竞争性抑制作用

五、问答题

1. 何谓酶的竞争性抑制作用？其特点是什么？试举例说明其在临床上的意义。

2. 试述 K_m 的意义。

3. 何谓酶作用的专一性？其分为哪几类？

4. 酶促反应的特点是什么？

5. 试比较 3 种可逆性抑制作用。

6. 酶原激活有何生理意义？

7. 从生物化学角度简述磺胺类药物的抑菌机理。

8. 说明温度对酶促反应影响的双重性及临床应用。

9. 比较竞争性抑制与非竞争性抑制的特点。

第六章　物质代谢总论

知识结构

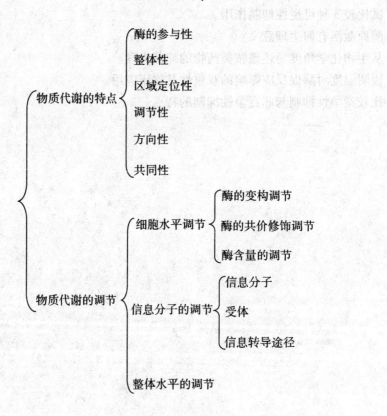

物质代谢的特点
- 酶的参与性
- 整体性
- 区域定位性
- 调节性
- 方向性
- 共同性

物质代谢的调节
- 细胞水平调节
  - 酶的变构调节
  - 酶的共价修饰调节
  - 酶含量的调节
- 信息分子的调节
  - 信息分子
  - 受体
  - 信息转导途径
- 整体水平的调节

学习目标

　　掌握物质代谢、中间代谢、物质代谢途径、关键酶、限速酶、信息分子、变构调节、化学修饰、受体、配体等概念；代谢调节的基本方式；酶调节代谢的机制；信号分子的分类等。

　　熟悉受体的分类、名称和功能；受体与配体结合的特点。

　　了解信号分子、受体的作用机制；几个主要信号转导通路。

内容提要

1. 物质代谢是指生物体或细胞与环境之间不断进行的物质交换，物质代谢主要包括同化作用和异化作用。

2. 生物在生命活动中不断从外界环境中摄取营养物质，转化为自身的组织成分称为同化作用；机体本身的物质在不断分解称为异化作用。物质代谢常伴有能量转化，分解代谢常释放能量，合成代谢吸收能量。

3. 中间代谢指细胞内的物质代谢。

4. 物质代谢途径指特定物质在特定酶系统的催化下所经历的特定化学反应过程。

5. 物质代谢的特点：①酶的参与性。②整体性。③区域定位性。④调节性。⑤方向性。⑥共同性。

6. 物质代谢的调节分为细胞水平调节、信息分子水平调节及整体水平调节。

7. 细胞水平调节实质是细胞内酶的调节，包括酶的变构调节、酶的共价修饰调节和酶的含量调节。变构调节和共价修饰调节属于酶的结构调节，是一种快速调节；而酶含量调节是通过影响酶的合成和降解速度而实现的调节，是一种迟缓调节。

8. 关键酶指一个物质代谢途径中催化那些不可逆反应步骤并受多种因素调节的酶。

9. 限速酶指物质代谢途径中的多个关键酶中活性最低，决定整个物质代谢途径反应速度的酶。

10. 变构酶指具有变构调节作用的酶。

11. 变构调节指某些代谢物质与变构酶分子上的变构部位特异性结合，使酶的分子构象发生改变，从而改变酶的催化活性以及物质代谢反应速度的调节方式。

12. 共价修饰调节指被调节酶的酶蛋白肽链中某些氨基酸残基侧链末端的化学基团在另一酶的催化下，通过共价键与某些化学基团结合而调节酶活性的现象。

13. 信息分子指体内具有调节细胞生命活动的化学物质。

14. 信息分子分为4大类：旁分泌信息分子、内分泌信息分子、突触分泌信息分子和细胞内信息分子。

15. 信号转导包括以下步骤：特定的细胞释放信息分子→信息分子经扩散或血液循环到达靶细胞→与靶细胞的受体特异性结合→受体对信号进行转换并启动靶细胞内信使系统→靶细胞产生生物学效应。

16. 受体是细胞膜上或细胞内能特异识别信息分子并与之结合，产生生物学效应的特殊结构或物质，主要是蛋白质，个别是糖脂。能与受体呈特异性结合的信息分子则称为配体。细胞间信息分子就是一类最常见的配体。除此以外，某些药物、维生素和毒物也可作为配体而发挥生物学效应。

17. 根据受体存在的部位不同，受体可大致分为：①细胞膜受体，位于靶细胞膜上，例如胆碱受体、肾上腺素受体、多巴胺受体、阿片受体等。②胞浆受体，位于靶细胞的胞浆内，例如肾上腺皮质激素受体、性激素受体。③胞核受体，位于靶细胞的细胞核内，例如甲状腺素受体。

18. 可根据受体的结构、信息转导过程、效应性质等特点将受体分为：①离子通道受体，例如 N - 型乙酰胆碱受体含钠离子通道。②G 蛋白偶联受体，例如 M - 乙酰胆碱受体、肾上腺素受体等。③具有酪氨酸激酶活性的受体，例如胰岛素受体。④调节基因表达的受体（核受体），例如类固醇激素受体、甲状腺激素受体等。

19. 膜受体介导的信息传递主要有 cAMP - 蛋白激酶途径、Ca^{2+} - 依赖性蛋白激酶途径、cGMP - 蛋白激酶途径等。

强化训练

一、单项选择题

1. 物质代谢的特点不包括(　　)
   A. 整体性　　　　B. 区域定位性　　　C. 调节性　　　　D. 局部性

2. 氧化磷酸化途径进行的部位是(　　)
   A. 脂膜　　　　　B. 质膜　　　　　　C. 线粒体　　　　D. 胞液

3. 机体存在着复杂而完整的代谢调节网络，调节水平不包含(　　)
   A. 细胞水平调节　　　　　　　B. 信息分子水平调节
   C. 器官水平调节　　　　　　　D. 整体水平调节

4. 变构调节剂是结合在变构酶的调节部位调节该酶催化活性的生物分子，一般是小分子物质，不包括(　　)
   A. ATP　　　　　B. 水　　　　　　　C. cAMP　　　　D. IP_3

5. 酶的共价修饰调节最主要方式是(　　)
   A. 氨基化　　　　B. 磷酸化　　　　　C. 糖基化　　　　D. 乙酰化

6. 有一类信息分子，它们一般不进入血循环，而是通过扩散作用到达附近的靶细胞，通过与细胞膜受体结合而引起细胞的应答反应，这类信息分子是(　　)
   A. 激素　　　　　B. 核内信息分子　　C. 局部化学介质　　D. 细胞内信息分子

7. 常见第二信使中不包含(　　)
   A. Ca^{2+}　　　　B. cGMP　　　　　C. cAMP　　　　D. mRNA

8. 根据受体存在的部位，下列受体分类不正确的是(　　)
   A. 胞浆受体　　　B. 离子通道受体　　C. 胞核受体　　　D. 细胞膜受体

9. 物质代谢是指生物体或细胞与环境之间不断进行(　　)
   A. 物质交换　　　B. 物质累积　　　　C. 物质消耗　　　D. 物质变化

10. 性激素受体属于(　　)
    A. 膜受体　　　　B. 膜离子通道受体　C. 胞浆受体　　　D. 胞外受体

11. 能增加酶合成量的物质称为(　　)
    A. 酶的变构剂　　B. 酶的诱导剂　　　C. 酶的阻遏剂　　D. 酶的激活剂

12. 能与受体呈特异性结合的信息分子称为（　　）
    A. 受体结合物　B. 诱导物　　　　　C. 配体　　　　　D. 激素
13. 下列属于旁分泌信息分子的是（　　）
    A. 生长素　　　B. 生长因子　　　C. 去甲肾上腺素　D. IP$_3$
14. 下列属于糖类衍生物信息分子的是（　　）
    A. 生长素　　　B. 生长因子　　　C. 去甲肾上腺素　D. IP$_3$
15. 下列属于核苷酸类信息分子的是（　　）
    A. 生长素　　　B. 生长因子　　　C. cAMP　　　　D. IP$_3$
16. 下列关于物质代谢叙述正确的是（　　）
    A. 体内的化学变化
    B. 体内的物质交换
    C. 体内的合成代谢
    D. 体内物质的化学变化及其与外界的物质交换
17. 下列关于物质代谢途径叙述错误的是（　　）
    A. 有起始物　　B. 有终产物　　　C. 有限速酶　　　D. 无专有的场所
18. 下列关于限速酶叙述错误的是（　　）
    A. 催化限速反应　　　　　　B. 活性可调节
    C. 存在于代谢途径中　　　　D. 只有一种形式
19. 下列关于中间代谢叙述正确的是（　　）
    A. 体内所有物质代谢　　　　B. 细胞内物质代谢
    C. 血液中的物质代谢　　　　D. 线粒体内的物质代谢

二、判断题

1. 物质代谢是指生物体或细胞与环境之间不断进行的物质交换，但在物质交换的同时也包含能量交换。（是□；否□）
2. 生物体内的信息分子都是有机小分子。（是□；否□）
3. 物质代谢主要在细胞内和细胞间进行。（是□；否□）
4. 细胞水平调节的实质是细胞内酶的调节，体内代谢是一系列酶促反应的总和。（是□；否□）
5. 变构酶一般具有四级结构，具有多个亚基，包括催化亚基与调节亚基，催化亚基与底物结合，催化代谢反应。（是□；否□）
6. 酶含量的调节是机体内快速调节的重要方式。（是□；否□）
7. 激素是由正常机体某些组织产生，能进行远距离调节的一类信息分子。（是□；否□）
8. 细胞内信息分子都是溶于水的，否则是不可能在血液中运输并发挥作用的。（是□；否□）

三、填空题

1. 物质代谢调节分为_____、_____和_____3 个层次。

2. 根据信息分子的特点和作用方式分为_____、_____、_____和_____等 4 类。

3. 细胞内信息分子中的第二信使主要有_____、_____、_____、_____和_____等。

4. 细胞水平调节其实质是_____的调节,分为_____和_____调节。前者又分为_____和_____2 种方式。

5. 受体的信息传递可归为_____、_____、_____、_____、_____、_____、_____和_____等 8 个步骤。

四、名词解释

1. 物质代谢
2. 变构酶
3. 信息分子
4. 受体
5. 关键酶
6. 限速酶
7. 配体

五、问答题

1. 什么是酶的变构调节?简述酶的变构调节机制。
2. 膜受体介导的信息传递主要有哪些途径?列举一例加以说明。
3. 简述信息分子的分类及特点。

第七章 生物氧化

知识结构

生物氧化概述
- 生物氧化的概念
- 生物氧化的方式
- 参与生物氧化的酶类
- 生物氧化的特点

生物氧化过程中CO_2的生成

生物氧化过程中H_2O的生成
- 呼吸链的概念、组成成分和作用机制
- 呼吸链的种类
- 胞液中NADH的氧化

能量代谢
- 高能化合物
- ATP的生成方式
- ATP的利用

其他氧化体系
- 微粒体氧化体系
- 过氧化物酶体氧化体系
- 超氧化物歧化酶

学习目标

掌握生物氧化的概念和特点；呼吸链的概念、组成及排列顺序；底物水平磷酸化和氧化磷酸化的概念。

熟悉CO_2的生成方式；氧化磷酸化的影响因素；ATP的利用和储存。

了解其他氧化体系。

内容提要

1. 营养物质（糖、脂肪、蛋白质等）在生物体内彻底氧化分解生成 CO_2 和 H_2O 并释放能量的过程称为生物氧化。由于这一过程是在组织细胞内进行，伴有 O_2 的利用和 CO_2 的产生，因此又被称为组织呼吸或细胞呼吸。

2. 生物氧化的方式有加氧、脱氢和失电子 3 种，其中最常见的是脱氢。

3. 生物氧化区别于物质在体外氧化的特点有：①反应条件温和。②逐步释放能量。③CO_2 是通过有机酸的脱羧基反应生成的产物。④生物氧化的方式是以脱氢（失电子）为主，代谢物脱下的氢主要通过氧化呼吸链传递给 O_2 生成 H_2O。⑤生物氧化的速率受到体内多种因素的调节。

4. 生物氧化中 CO_2 是通过有机酸的脱羧反应生成的产物，体内 CO_2 的生成方式有四种：α - 单纯脱羧、α - 氧化脱羧、β - 单纯脱羧和 β - 氧化脱羧。

5. 在线粒体内膜上排列着一系列酶和辅酶组成的递氢体和递电子体，能将代谢物上脱下的两个氢原子（2H）通过一个连续进行的链式反应逐步传递给 O_2 生成 H_2O。在线粒体内膜上按一定顺序排列的递氢体和递电子体构成的链式反应体系称为呼吸链，又称为电子传递链。

6. 线粒体中呼吸链的组成成分基本上分为 5 大类：尼克酰胺腺嘌呤二核苷酸（NAD^+）、黄素蛋白类、铁硫蛋白（Fe－S）、辅酶 Q（CoQ）、细胞色素。

7. 线粒体内重要的呼吸链有 2 条，即 NADH 氧化呼吸链和琥珀酸氧化呼吸链（$FADH_2$ 氧化呼吸链）。前者有 3 个偶联部位，生成 2.5 分子 ATP；后者有 2 个偶联部位，生成 1.5 分子 ATP。

8. 细胞液中生成的 $NADH + H^+$ 必须借助穿梭机制才能将 2H 转运至线粒体内，再进行生物氧化过程。体内穿梭机制主要有两种：主要存在于脑和骨骼肌的 α - 磷酸甘油穿梭，生成 1.5 分子 ATP；主要存在于肝、肾和心肌中的苹果酸 - 天冬氨酸穿梭，生成 2.5 分子 ATP。

9. 含有高能键（~）的磷酸化合物有 ATP、ADP、GTP、GDP 等；高能硫酯化合物有乙酰 CoA、琥珀酰 CoA 等。

10. 体内 ATP 的生成方式分为两种：底物水平磷酸化和氧化磷酸化，后者是生成 ATP 的主要方式。

11. 代谢物由于脱氢或脱水引起的分子内部能量重新分配形成高能键，所形成的高能磷酸键在酶的作用下直接转移给 ADP（或 GDP）生成 ATP（或 GTP）的方式称为底物水平磷酸化。

12. 氧化磷酸化是代谢物脱下的氢经呼吸链传递给氧生成水的同时释放出能量使 ADP 磷酸化生成 ATP 的过程。

13. 氧化磷酸化作用受多种因素的影响，主要有 ［ADP］／［ATP］值、甲状腺激素、各种抑制剂等。

14. ATP 几乎是细胞能直接利用的主要能源物质，体内能量的转移和利用主要通过 ATP 与 ADP 的相互转变来实现。体内另一个重要的高能化合物是磷酸肌酸（C ~ P），不能作为直接供能物质，是体内能量储存形式。

15. 线粒体外氧化体系以微粒体和过氧化物酶体最为重要。其特点是水的生成不经过呼吸链电子传递，氧化过程中也不伴有 ADP 的磷酸化。这些氧化体系与体内许多重要生理活性物质的合成以及某些药物和毒物的生物转化有关。

强化训练

一、单项选择题

1. 生物氧化是指（   ）

   A. 生物体内的脱氢反应

   B. 生物体内释放出电子的反应

   C. 营养物质氧化成 H_2O 及 CO_2 的过程

   D. 生物体内与氧分子结合的反应

2. 呼吸链存在于（   ）

   A. 线粒体内膜   B. 线粒体外膜   C. 线粒体基质   D. 细胞液

3. 下列不属于呼吸链成分的是（   ）

   A. FAD   B. CoA   C. CoQ   D. Cyt

4. 在电子传递中将电子直接传给氧的是（   ）

   A. $Cytaa_3$ B. Fe – S   C. Cytb   D. CoA

5. 线粒体中代谢物脱下的氢以 NAD^+ 作为接受体时，每消耗 （1/2） mol O_2，生成 ATP 的摩尔数是（   ）

   A. 1.5   B. 2.5   C. 3.5   D. 4.5

6. ATP 的化学本质是（   ）

   A. 核苷   B. 核苷酸   C. 核酸   D. 核蛋白

7. 人体各种活动能量的直接供给者是（   ）

   A. 蛋白质   B. 脂质   C. 葡萄糖   D. ATP

8. 下列关于 ATP 说法错误的是（   ）

   A. 体内能量的直接供应者   B. 含嘧啶碱

   C. 含有三分子磷酸   D. 含有两个高能键

9. 下列物质中含有高能磷酸键的是（   ）

   A. 6 – 磷酸葡萄糖   B. 琥珀酸

   C. α – 磷酸甘油   D. 1,3 – 二磷酸甘油酸

10. 线粒体氧化磷酸化解偶联意味着（   ）

   A. 线粒体氧化作用停止   B. 线粒体膜 ATP 酶被抑制

C. 线粒体三羧酸循环停止　　　　D. 线粒体能利用氧，但不能生成 ATP

11. 粉蝶霉素 A、鱼藤酮抑制呼吸链中(　　)

A. $NADH \to CoQ$　　　　　　B. $Cytc_1 \to Cytc$

C. $CoQ \to Cytb$　　　　　　D. $Cytaa_3 \to O_2$

12. 氰化物和一氧化碳中毒的机制是抑制(　　)

A. $Cytb$　　　　B. NADH 脱氢酶　　　C. 泛醌　　　　D. 细胞色素氧化酶

13. 调节氧化磷酸化的重要激素是(　　)

A. 肾上腺素　　　B. 甲状腺素　　　C. 肾上腺皮质激素　　D. 胰岛素

14. 甲亢病人甲状腺素分泌增高，不会出现(　　)

A. 产热增多　　　　　　　　B. ATP 分解加快

C. 氧化磷酸化受抑制　　　　D. 呼吸加快

15. 能加快氧化磷酸化速率的物质是(　　)

A. ATP　　　　B. UTP　　　　C. ADP　　　　D. HS – CoA

16. 能减慢氧化磷酸化速率的物质是(　　)

A. AMP　　　　B. ADP　　　　C. ATP　　　　D. CoQ

17. 底物水平磷酸化是指(　　)

A. 底物因脱氢而进行的磷酸化作用

B. 直接由底物中的高能磷酸键转变成 ATP 末端的高能磷酸键

C. 体内生成 ATP 的摩尔数

D. 生成含有高能磷酸键化合物的作用

18. 脑组织和肌肉中能量储存的形式是(　　)

A. 磷酸肌酸　　　B. CTP　　　　C. ATP　　　　D. 葡萄糖

19. 在调节氧化磷酸化作用中，最主要的因素是(　　)

A. $FADH_2$　　　B. O_2　　　　C. $Cytaa_3$　　　D. ［ATP］／［ADP］

20. 呼吸链中各种细胞色素的排列顺序是(　　)

A. $Cytc \to c_1 \to b \to aa_3 \to O_2$　　　　B. $Cytc_1 \to c \to b \to aa_3 \to O_2$

C. $Cytb \to c_1 \to c \to aa_3 \to O_2$　　　　D. $Cytb \to c \to c_1 \to aa_3 \to O_2$

二、判断题

1. 物质体内氧化最重要的方式是加氧。(是□；否□)

2. 线粒体内两条呼吸链的汇合点是 CoQ。(是□；否□)

3. 底物水平磷酸化是体内 ATP 生成的主要方式。(是□；否□)

4. 临床上抢救心肌梗死患者时可补充 ATP。(是□；否□)

5. 解偶联剂的作用机制是抑制呼吸链中电子的传递，使细胞不能正常利用氧气。(是□；否□)

6. 线粒体外其他氧化体系也会产生 ATP 为机体供能。(是□；否□)

7. 营养物质在体内外氧化的化学本质、过程和产物都是完全一样的。(是□；否□)

三、填空题

1. _____ 在生物体内彻底氧化分解生成 _____ 和 _____ 并释放能量的过程称为生物氧化，又称为 _____ 或 _____。

2. 生物氧化中产生的 CO_2 是通过有机酸的 _____ 反应生成的。

3. 体内重要的两条呼吸链是 _____ 和 _____，两条呼吸链分别生成 ATP 的数目是 _____ 和 _____。

4. 线粒体内膜上细胞色素 a 和 a_3 结合在一起形成酶复合体，又被称为 _____。

5. 细胞液内 NADH 进入线粒体氧化的穿梭机制有 _____ 和 _____ 2 种。

四、名词解释

1. 生物氧化
2. 高能键
3. 底物水平磷酸化
4. 呼吸链（电子传递链）
5. 氧化磷酸化

五、问答题

1. 简要介绍呼吸链的组成成分及其作用机理。
2. 比较物质在体内外氧化的特点。
3. 简要介绍影响氧化磷酸化的作用因素。
4. 根据甲状腺激素对氧化磷酸化作用的影响，简要分析甲状腺功能亢进患者的临床表现。

第八章 糖类代谢

知识结构

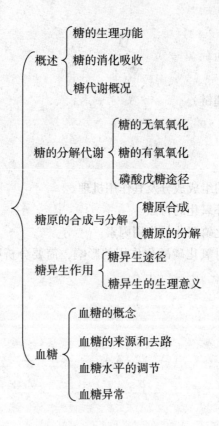

概述
- 糖的生理功能
- 糖的消化吸收
- 糖代谢概况

糖的分解代谢
- 糖的无氧氧化
- 糖的有氧氧化
- 磷酸戊糖途径

糖原的合成与分解
- 糖原合成
- 糖原的分解

糖异生作用
- 糖异生途径
- 糖异生的生理意义

血糖
- 血糖的概念
- 血糖的来源和去路
- 血糖水平的调节
- 血糖异常

学习目标

掌握糖酵解、有氧氧化的概念及生理意义；糖酵解、有氧氧化的主要反应过程及关键酶；磷酸戊糖途径的生理意义；糖异生的概念、关键酶、生理意义；血糖的来源和去路。

熟悉糖原的合成和分解过程及生理意义；血糖的来源和去路，血糖浓度的调节。

了解糖在体内的生理功能；磷酸戊糖通路的基本过程。

内容提要

1. 糖在人体内的主要生理功能就是为机体生命活动提供能量。葡萄糖是体内糖的运输形式，葡萄糖代谢也是糖代谢的核心。

2. 糖在体内的一般动态：体内糖代谢主要是指葡萄糖的代谢。葡萄糖代谢途径有，在无氧条件下酵解生成乳酸；在有氧条件下彻底氧化生成 CO_2 和 H_2O；经磷酸戊糖途径生成 5-磷酸核糖和 NADPH；糖原（肝糖原、肌糖原）的合成与分解；糖的异生作用等。

3. 糖酵解：葡萄糖或糖原在机体缺氧条件下经一系列酶促反应生成丙酮酸进而还原生成乳酸并释放少量能量的过程，亦称为糖的无氧氧化。

4. 糖酵解小结：①由葡萄糖无氧氧化生成乳酸的整个过程在细胞液中进行，且无氧参与。②无氧氧化过程中无 NADH 净生成。③无氧氧化过程中有两步耗能反应，消耗 2 分子 ATP；有两步产能反应，生成 4 分子 ATP。1 分子葡萄糖无氧氧化生成 2 分子乳酸，可净得 2 分子 ATP。如果无氧氧化从糖原开始，1 分子葡萄糖可净得 3 分子 ATP。无氧氧化过程中生成 ATP 的方式是底物水平磷酸化。④无氧氧化过程有 3 步不可逆反应，分别由己糖激酶（肝内为葡萄糖激酶）、6-磷酸果糖激酶、丙酮酸激酶 3 个关键酶催化，其中 6-磷酸果糖激酶是限速酶。

5. 糖酵解的意义：糖酵解是机体在缺氧条件下迅速获得能量以供急需的有效方式；某些组织细胞（例如视网膜、睾丸、白细胞等）即便供氧充足，也主要依靠糖的无氧氧化获得能量；成熟的红细胞无线粒体，只能依靠糖酵解获得能量。

6. 糖的有氧氧化：在有氧条件下，葡萄糖或糖原彻底氧化分解为 CO_2 和 H_2O 并释放大量能量的过程。

7. 丙酮酸脱氢酶复合体：是糖有氧氧化的关键酶之一。丙酮酸脱氢酶复合体位于线粒体内膜，由丙酮酸脱氢酶、二氢硫辛酸乙酰转移酶和二氢硫辛酸脱氢酶三种酶组成，参与该多酶复合体的辅助因子有 TPP（含维生素 B_1）、硫辛酸、CoA、FAD、NAD^+ 和 Mg^{2+} 等。

8. 磷酸戊糖途径：主要特点是 6-磷酸葡萄糖直接氧化脱氢和脱羧，脱氢酶的辅酶不是 NAD^+ 而是 $NADP^+$，产生的 NADPH 主要作为生物合成的供氢体。6-磷酸葡萄糖脱氢酶是磷酸戊糖途径的限速酶。

9. 磷酸戊糖途径的生理意义：①生成 $NADPH + H^+$。NADPH 是体内许多合成代谢的供氢体，例如脂肪酸、胆固醇、类固醇激素等物质的合成；NADPH 参与体内的生物转化作用，NADPH 与药物、毒物和某些激素的生物转化有关；NADPH 还用于维持谷胱甘肽的还原状态。谷胱甘肽还原酶催化氧化型谷胱甘肽（GSSC）还原成还原型谷胱甘肽（GSH），还原反应由 NADPH 供氢。GSH 可保护巯基酶和巯基蛋白质免受氧化剂的破坏。红细胞中的 GSH 可以保护红细胞膜的结构和功能完整性。②为核酸合成提供 5-

磷酸核糖。

10. 糖原是糖在人体和动物体内的储存形式。储存于肝脏的称为肝糖原，占肝重的 6% ~ 8%，为 70 ~ 100g；储存于肌肉组织中的称为肌糖原，占肌肉总量的 1% ~ 2%，为 250 ~ 400g。血糖浓度降低时，肝糖原能直接分解为葡萄糖维持血糖浓度，对依靠葡萄糖作为能源的脑和红细胞尤为重要；肌糖原则可在运动量增加时进行无氧氧化迅速放能供肌肉收缩所需。

11. 糖原合成与糖原分解：由单糖合成糖原的过程称为糖原合成。由糖原分解为葡萄糖的过程称为糖原分解。糖原合成酶是合成糖原的关键酶；糖原磷酸化酶是糖原分解的关键酶。

12. 糖异生作用指在动物体内由非糖物质转变为葡萄糖或糖原的过程。

13. 糖异生途径：糖异生途径基本上是糖的无氧氧化的逆过程。但在糖的无氧氧化途径中，己糖激酶、6 - 磷酸果糖激酶、丙酮酸激酶催化的反应不可逆。糖异生需要丙酮酸羧化酶、磷酸烯醇式丙酮酸羧激酶、果糖二磷酸酶和葡萄糖 - 6 - 磷酸酶催化，使反应反方向进行。这 4 种酶是糖异生途径的关键酶，其中葡萄糖 - 6 - 磷酸酶仅存在于肝、肾之中。

14. 糖异生的生理意义：①维持空腹或饥饿情况下血糖浓度的相对恒定。饥饿时仅依靠肝糖原分解维持血糖浓度，不超过 12 小时即被耗尽，此时肝脏的异生作用加强；长期饥饿时，肾的异生作用也加强，促使乳酸、氨基酸、甘油等转化成葡萄糖维持血糖浓度，这对于依赖葡萄糖供能的脑和红细胞显得尤为重要。②有利于乳酸的利用。肌肉运动量增加时，糖的无氧氧化作用加强，肌内乳酸生成增多，乳酸经血液运至肝脏异生为葡萄糖，葡萄糖入血后又可被肌肉摄取，由此构成一个循环，称为乳酸循环，又称 Cori 循环。此循环的生理意义在于避免损失乳酸和防止乳酸酸中毒。③补充肝糖原。糖异生是肝脏补充或恢复糖原储备的重要途径，在饥饿后进食时更为重要。④糖异生是人体利用非糖物质的主要方式。当人体内获得或产生甘油、有机酸和生糖氨基酸时，人体可将它们在肝脏内转变成糖供给组织细胞利用，所以人体可以利用非糖物质氧化功能，同时有助于氨基酸的代谢。

15. 血液中的葡萄糖称为血糖。正常人在安静空腹静脉血糖含量为：邻甲苯胺法测定为 3.89 ~ 6.11mmol/L；葡萄糖氧化酶法测定为 3.3 ~ 5.6mmol/L。血糖浓度恒定是机体保持血糖来源与去路平衡的结果。

16. 血糖的来源：食物中的糖消化和吸收；肝糖原的分解；非糖物质异生为糖。

17. 血糖的去路：氧化分解供能；在肝、肌肉等组织合成糖原储存起来；转化为脂肪等其他物质；转变为其他糖类及其衍生物。

18. 调节血糖水平的激素有两大类：降低血糖的激素是胰岛素；升高血糖的激素有胰高血糖素、肾上腺素、糖皮质激素等。

19. 人体内三种糖分解代谢途径比较。

项目	糖无氧酵解	糖有氧氧化	磷酸戊糖途径
定位	细胞液	细胞液 + 线粒体	细胞液
条件	缺氧	氧供充足	有氧无氧均可进行
阶段	两个阶段	三个阶段	两个阶段
终产物	乳酸	CO_2 和 H_2O	F－6－P，3－P 甘油醛，CO_2
净生成 ATP 量	2	32（或 30）	不生成
关键酶	3 种	4 种（线粒体内）	1 种
限速酶	6－磷酸果糖激酶	丙酮酸脱氢酶复合体	6－磷酸葡萄糖脱氢酶

强化训练

一、单项选择题

1. 以丙酮酸激酶为关键酶的是（   ）
   A. 磷酸戊糖途径　　　　　　　　　B. 糖异生
   C. 糖的有氧氧化　　　　　　　　　D. 糖酵解

2. 动物饥饿后摄食，其肝细胞主要糖代谢途径是（   ）
   A. 糖异生　　　B. 糖的有氧氧化　　　C. 糖酵解　　　　　D. 糖原分解

3. 下列各中间产物中，为磷酸戊糖途径所特有的是（   ）
   A. 丙酮酸　　　　　　　　　　　　B. 3－磷酸甘油醛
   C. 6－磷酸果糖　　　　　　　　　　D. 6－磷酸葡萄糖酸

4. 在糖酵解和糖异生中都起作用的酶是（   ）
   A. 丙酮酸激酶　　　　　　　　　　B. 丙酮酸羧化酶
   C. 3－磷酸甘油醛脱氢酶　　　　　　D. 己糖激酶

5. 三碳糖、六碳糖与七碳糖之间相互转变的糖代谢途径是（   ）
   A. 糖异生　　　B. 糖酵解　　　　C. 三羧酸循环　　　D. 磷酸戊糖途径

6. 三羧酸循环最重要的生理意义，在于它（   ）
   A. 使糖、脂肪、氨基酸彻底氧化，通过呼吸链产生能量供抗体之需
   B. 作为糖、脂肪、氨基酸互变机构
   C. 作为糖、脂肪、氨基酸各代谢途径的联络枢纽
   D. 消除代谢产生的乙酰 CoA，以防其在体内堆积

7. 1 分子丙酮酸进入三羧酸循环彻底氧化成 CO_2 和能量时（   ）
   A. 生成 3 分子 CO_2
   B. 生成 8 分子 H_2O
   C. 生成 18 个 ATP

D. 有 5 次脱氢，均通过 NADH 开始的呼吸链生成 H_2O

8. 下列不能补充血糖的代谢过程是(　　　)

　　A. 肝糖原分解　　　　　　　　B. 肌糖原分解

　　C. 食物糖类的消化吸收　　　　D. 糖异生作用

9. 胰岛素对糖代谢的主要调节作用是(　　　)

　　A. 促进糖的异生　　　　　　　B. 抑制糖转变为脂肪

　　C. 促进葡萄糖进入肌和脂肪细胞　　D. 降低糖原合成

10. 有关糖酵解过程可以认为(　　　)

　　A. 终产物是乳酸

　　B. 催化反应的酶系存在于胞液和线粒体中

　　C. 通过氧化磷酸化生成 ATP

　　D. 不消耗 ATP，同时通过底物水平磷酸化产生 ATP

11. 关于糖原的叙述错误的是(　　　)

　　A. 基本单位是葡萄糖　　　　　B. 体内糖的储存形式

　　C. 肝合成能力最强　　　　　　D. 与血糖变化无关

12. 体内通用的糖是(　　　)

　　A. 葡萄糖　　　B. 果糖　　　　C. 半乳糖　　　　D. 糖原

13. 为葡萄糖磷酸化提供磷酸基的物质是(　　　)

　　A. UTP　　　　B. ATP　　　　C. CTP　　　　D. PPi

14. 联系糖的有氧氧化和糖酵解的物质是(　　　)

　　A. 丙酮酸　　　B. 乳酸　　　　C. 柠檬酸　　　　D. 草酰乙酸

15. 关于 ATP 的错误叙述是(　　　)

　　A. 主要来源于氧化磷酸化　　　B. 通用的"能量货币"

　　C. 主要来源于底物水平磷酸化　　D. 可转变成 cAMP

16. 关于 $F-1,6-2P$ 的错误叙述是(　　　)

　　A. 由 $F-6-P$ 生成　　　　　B. 可裂解为 2 分子磷酸丙糖

　　C. 磷酸果糖激酶催化生成　　　D. 其磷酸来自于 PPi

17. 不属于糖酵解和糖的有氧氧化共同点的是(　　　)

　　A. 起源于葡萄糖　　　　　　　B. 有 ATP 生成

　　C. 有限速反应　　　　　　　　D. 脱羧反应

18. 下列不能经过糖异生途径生成葡萄糖的是(　　　)

　　A. 酮体　　　　B. 甘油　　　　C. 丙酮酸　　　　D. 乳酸

19. 三羧酸酶系分布于(　　　)

　　A. 细胞质　　　B. 线粒体基质　　C. 线粒体内膜　　D. 线粒体膜间腔

20. 关于糖的有氧氧化的错误叙述是(　　　)

　　A. 整体过程可逆　　　　　　　B. 需与呼吸链偶联

　　C. 氧供充足　　　　　　　　　D. 必须有线粒体酶参与

21. 与脚气病密切相关的辅酶是( )

    A. PPi　　　　　　B. FMN　　　　　　　C. TPP　　　　　　　D. FAD

22. 糖酵解途径的一次脱氢反应的受氢体是( )

    A. FMN　　　　　　B. FAD　　　　　　　C. $NADP^+$　　　　　D. NAD^+

23. 琥珀酸脱氢酶的辅酶是( )

    A. NAD^+　　　　　B. FMN　　　　　　　C. FAD　　　　　　　D. HSCoA

24. 下列具有三个羧基的是( )

    A. 草酰乙酸　　B. 柠檬酸　　　　　C. 琥珀酸　　　　　D. 苹果酸

25. 联系三羧酸循环中两次氧化脱羧反应的中间底物是( )

    A. 柠檬酸　　　B. 异柠檬酸　　　C. 琥珀酰 CoA　　　D. α – 酮戊二酸

26. 下列不是高能化合物的是( )

    A. 琥珀酰 CoA　　B. 乙酰 CoA　　　C. PEP　　　　　　D. α – 酮戊二酸

27. 不属于三羧酸循环功能的是( )

    A. 氧化供能　　　　　　　　　　　B. 3 大物质氧化供能的共同途径

    C. 为某些物质合成提供原料　　　D. 能直接合成水

28. 不是糖异生生成葡萄糖的不可逆反应的酶是( )

    A. 葡萄糖 – 6 – 磷酸酶　　　　　　B. 磷酸化酶

    C. 果糖二磷酸酶　　　　　　　　　D. 丙酮酸羧化酶

29. 没有高能磷酸键的物质是( )

    A. GDP　　　　　　B. 乙酰 CoA　　　C. 琥珀酰 CoA　　　D. HSCoA

30. 降低血糖的激素是( )

    A. 肾上腺素　　B. 胰高血糖素　　C. 胰岛素　　　　　D. 生长素

二、判断题

1. 在生命过程中，糖类是第一位和最有效的能源物质，主要生理功能就是为机体生理活动提供能量。(是□；否□)

2. 糖酵解是机体在缺氧情况下迅速获得能量以供急需的有效方式。(是□；否□)

3. 糖酵解途径在有氧无氧条件下都能进行。(是□；否□)

4. 沿糖酵解途径简单逆行，可从丙酮酸等小分子前体物质合成葡萄糖。(是□；否□)

5. 糖原合成和分解是在细胞核中进行的。(是□；否□)

6. 三羧酸循环是分解与合成的两用途径。(是□；否□)

7. 能进行糖异生作用的组织主要是肾脏，其次是肝脏。(是□；否□)

8. 临床上将空腹血糖浓度高于 5.2mmol/L 时称为高血糖。(是□；否□)

三、填空题

1. 人体内糖类的主要形式是_____及_____。

2. 消化道吸收入体内的单糖主要是_____，其经门静脉进入肝，部分再经肝静脉入体循环，运输到各组织。

3. 生物体内糖的主要分解代谢途径包括糖的_____、_____和_____。

4. 1 分子葡萄糖转化为 2 分子乳酸净生成_____分子 ATP。

5. 糖酵解是指在无氧条件下，葡萄糖或糖原分解为_____的过程，成熟的_____靠糖酵解获得能量。

6. 糖的有氧氧化是指葡萄糖在有氧条件下彻底氧化生成_____和_____的反应过程，是糖氧化供能的主要方式。

7. 磷酸戊糖途径可分为_____阶段，分别称为_____和_____，其中 2 种脱氢酶是_____和_____，它们的辅酶是_____。

8. _____是动物体内糖的储存形式，是以葡萄糖为基本单位通过_____（直链）及_____（分支）相连聚合而成带有分支的多糖，存在于细胞质中。

9. 临床上因糖代谢障碍可发生血糖水平紊乱，常见的有_____与_____ 2 类。

10. 调节血糖的激素可分为两类：一类是_____的激素，例如胰岛素；另一类是_____的激素，有肾上腺素、胰高血糖素、糖皮质激素和生长素等。

11. 磷酸戊糖途径产生的 3 种磷酸戊糖是_____、_____和_____。

12. 在缺氧条件下 1 分子葡萄糖可最终生成_____和净产生_____ ATP。

13. 丙酮酸脱氢酶复合体由_____、_____和_____ 3 种酶组成。

14. 丙酮酸脱氢酶复合体的辅助因子是_____、_____、_____、_____和_____。

15. 磷酸戊糖途径生成_____和_____ 2 种重要物质。

16. 1 分子葡萄糖彻底氧化可最终生成_____或_____分子 ATP。

四、名词解释

1. 糖酵解
2. 糖的有氧氧化
3. 糖异生作用
4. 糖原
5. 血糖
6. 糖原合成
7. 糖原分解
8. 乳酸循环
9. 降血糖激素

五、问答题

1. 糖类物质在生物体内起什么作用？
2. 糖的有氧氧化可分为哪 3 个阶段？
3. 磷酸戊糖途径有什么生理意义？

4. 糖异生途径基本上是糖酵解的逆过程，但有哪 3 个酶促反应是不可逆的？
5. 简述糖原代谢的生理意义。
6. 血糖的来源、去路各有哪些？
7. 调节血糖浓度的激素有哪几种？怎样将其分类？
8. 糖的无氧氧化与有氧氧化的生理意义各是什么？

第九章　脂 质 代 谢

知 识 结 构

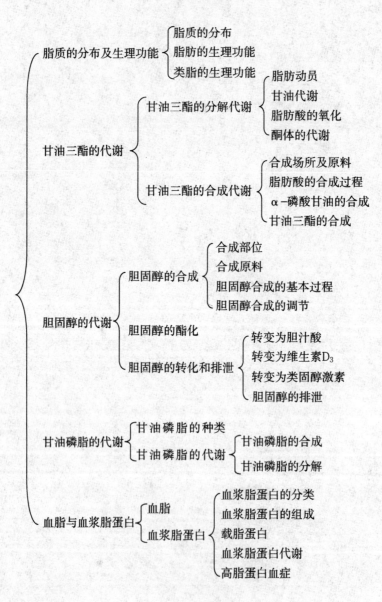

学习目标

掌握甘油三酯、胆固醇、磷脂的生理功能；甘油三酯的分解代谢、脂肪酸的 β－氧化及酮体生成和利用。

熟悉甘油三酯动员及其调节；胆固醇和甘油磷脂的代谢；血浆脂蛋白的分类、组成和功能。

了解甘油三酯的合成。

内容提要

1. 脂质是脂肪和类脂的总称。脂肪主要分布于脂肪组织，主要的生理功能是储存能量和氧化供能。类脂主要包括磷脂、糖脂、胆固醇及胆固醇酯等，是细胞膜结构的重要组分，参与细胞识别及信息传递，还是合成多种具有特殊生理功能物质的原料。

2. 脂肪细胞中的甘油三酯被脂肪酶逐步水解为甘油和脂肪酸，释放入血，供给全身各组织细胞氧化利用的过程称为脂肪动员。甘油活化后脱氢，转变为磷酸二羟丙酮，后者可沿糖酵解途径代谢。脂肪酸经活化进入线粒体，通过 β－氧化（脱氢、加水、再脱氢和硫解）等步骤氧化分解，产生乙酰 CoA。在肝中乙酰 CoA 继续转化为酮体，运送至肝外组织利用。长期饥饿时，机体主要利用酮体氧化供能。

3. 脂肪酸是以乙酰 CoA 为原料，在 NADPH、ATP、生物素、CO_2 和 Mn^{2+} 或 Mg^{2+} 的参与下，在胞液中合成的。其过程包括丙二酰 CoA 的生成、缩合、还原、脱水、再还原 5 步反应，每循环 1 次，将肽链延长 2 个碳原子，经过 7 次循环，最后生成 16 碳的软脂酸。人体内长短不一的脂肪酸，是通过对软脂酸的加工而完成的。

4. 体内 α－磷酸甘油的主要来源是由糖酵解产生的磷酸二羟丙酮，在 α－磷酸甘油脱氢酶的催化下还原生成。次要来源是在肝、肾、肠等组织，甘油在甘油激酶的催化下，消耗 ATP 生成 α－磷酸甘油。

5. 甘油三酯是以 α－磷酸甘油和脂酰 CoA 为原料合成，合成有甘油一酯途径及甘油二酯途径两种途径。

6. 成人除脑组织及成熟红细胞外，几乎全身各组织均可合成胆固醇。乙酰 CoA 是胆固醇合成的直接原料，另外还需要 ATP 和 NADPH。HMGCoA 还原酶为限速酶。胆固醇的合成有近 30 步酶促反应，整个过程大致可分为甲羟戊酸的生成、鲨烯合成和胆固醇的合成 3 个阶段。

7. 胆固醇在体内转变为胆汁酸、维生素 D_3、类固醇激素。

8. 磷脂包括甘油磷脂和鞘磷脂。体内含量最多的磷脂是甘油磷脂，其合成可以磷脂酸为前体，在 CTP 的参与下完成；甘油磷脂的降解由磷脂酶 A_1 和 A_2、B_1、C、D 催化完成。

9. 血脂是血液中脂质物质的总称。血脂按其来源分为外源性脂质和内源性脂质。

血脂的含量受年龄、性别、膳食、运动及代谢等多种因素的影响，波动范围比较大。

10. 超速离心法将血浆脂蛋白分为四类，即乳糜微粒、极低密度脂蛋白、低密度脂蛋白和高密度脂蛋白，分别相当于电泳分离中的乳糜微粒、前 β - 脂蛋白、β - 脂蛋白和 α - 脂蛋白。CM 主要转运外源性甘油三酯及胆固醇，VLDL 主要转运内源性甘油三酯，LDL 将肝脏合成的内源性胆固醇运到肝外组织，HDL 将肝外细胞释放的胆固醇转运到肝脏。

11. 空腹血脂含量持续高于正常值称为高脂血症，可分为原发性高脂血症和继发性高脂血症。

12. 营养必需脂肪酸是机体内不能合成，必须从食物中摄取的多不饱和脂肪酸。包括亚油酸、亚麻酸和花生四烯酸。

13. 多不饱和脂肪酸的重要衍生物：花生四烯酸在人体内可转化成前列腺素（PG）、血栓烷（TXA_2）和白三烯（LTs）。

14. 血液中脂质的运输形式：脂质不溶于水，在血液中与蛋白质结合成复合物，以脂蛋白的形式运输。血浆脂蛋白由载脂蛋白、甘油三酯、磷脂与胆固醇及酯组成。

15. 甘油三酯脂肪酶是脂肪动员的限速酶，其活性受多种激素的调控，因此称它为激素敏感性甘油三酯脂肪酶。肾上腺素、生长激素、促甲状腺激素及胰高血糖素能激活甘油三酯脂肪酶，促进脂肪动员，这些激素称为脂解激素；相反，胰岛素可降低甘油三酯脂肪酶的活性，所以称它为抗脂解激素。

16. 脂肪酸氧化分解的过程分为脂肪酸的活化、脂肪酸的 β - 氧化及乙酰 CoA 的彻底氧化三个阶段。在细胞液中，脂酰 CoA 合成酶催化脂肪酸与 HSCoA 生成脂酰 CoA 的过程称为脂肪酸的活化。催化脂酰 CoA 氧化分解的酶存在于线粒体基质中，脂酰 CoA 由线粒体膜中的肉碱携带进入线粒体基质。脂酰 CoA 在线粒体内脂肪酸 β - 氧化酶复合体的作用下，脂酰基的 β - 碳原子上发生脱氢、加水、再脱氢、硫解四步连续化学反应，产生 1 分子乙酰 CoA 与 1 分子比原脂酰 CoA 少 2 个碳原子的脂酰 CoA，这一氧化过程称为脂肪酸的 β - 氧化。多数组织生成的乙酰 CoA 进入三羧酸循环，彻底氧化分解成 H_2O 和 CO_2，并释放出能量。

17. 合成酮体的原料为乙酰 CoA；合成酮体的关键酶为羟甲基戊二酸单酰 CoA 合成酶。酮体代谢的特点为肝内生成肝外组织利用。

18. 酮体生成的意义：酮体是脂肪酸在肝内代谢的中间产物，是脂肪酸供给能量的一种形式。长期饥饿或糖供应不足时，肝脏将脂肪酸转化为酮体。酮体分子小，水溶性强，易透过血脑屏障及细胞膜，可以代替葡萄糖成为脑组织及肌组织的主要能源。

强化训练

一、单项选择题

1. 脂肪动员加强时肝内生成的乙酰辅酶 A 主要转变为(　　)
   A. 脂肪酸　　　　B. 酮体　　　　　C. 草酰乙酸　　　　D. 葡萄糖

2. 脂肪酸 β - 氧化的部位是(　　)
   A. 胞液　　　　　B. 线粒体　　　　C. 细胞核　　　　　D. 内质网

3. 脂酰 CoA 的 β - 氧化的反应顺序是(　　)
   A. 脱氢、加水、硫解、再脱氢　　　B. 硫解、再脱氢、脱氢、加水
   C. 脱氢、加水、再脱氢、硫解　　　D. 脱氢、硫解、加水、再脱氢

4. 酮体合成的限速酶是(　　)
   A. HMGCoA 裂解酶　　　　　　　B. HMGCoA 还原酶
   C. 硫解酶　　　　　　　　　　　D. HMGCoA 合酶

5. 脂肪酸 β - 氧化、酮体生成及胆固醇合成的共同中间产物是(　　)
   A. 乙酰乙酰 CoA　　　　　　　　B. 乙酰 CoA
   C. HMGCoA　　　　　　　　　　D. 乙酰乙酸

6. 关于酮体的叙述正确的是(　　)
   A. 酮体是脂肪酸在肝中大量分解产生的异常中间产物，可造成酮症酸中毒
   B. 各组织细胞均可利用乙酰 CoA 合成酮体，但以肝为主
   C. 酮体只能在肝内生成，肝外利用
   D. 酮体生成的关键酶是乙酰乙酸硫激酶

7. 脂肪酸 β - 氧化不能生成(　　)
   A. H_2O　　　　　B. $FADH_2$　　　　C. NADH　　　　D. 乙酰 CoA

8. 参与脂肪酸合成的乙酰 CoA 主要来自(　　)
   A. 胆固醇　　　　B. 葡萄糖　　　　C. 丙氨酸　　　　　D. 酮体

9. 脂肪酸合成的关键酶是(　　)
   A. 丙酮酸羧化酶　　　　　　　　B. 硫解酶
   C. 乙酰 CoA 羧化酶　　　　　　　D. 丙酮酸脱氢酶

10. 合成胆固醇的限速酶是(　　)
    A. HMGCoA 裂解酶　　　　　　　B. HMGCoA 合酶
    C. 乙酰 CoA 羧化酶　　　　　　　D. HMGCoA 还原酶

11. 胆固醇不能转化为(　　)
    A. 胆汁酸　　　　　　　　　　　B. 肾上腺皮质激素
    C. 胆红素　　　　　　　　　　　D. 维生素 D_3

12. 下列磷脂中含有胆碱的是( )
    A. 卵磷脂　　　B. 脑磷脂　　　C. 磷脂酸　　　D. 溶血磷脂

13. 要真实反映血脂的情况，常在饭后( )
    A. 3~6 小时采血　　　　B. 8~10 小时采血
    C. 12~14 小时采血　　　D. 24 小时后采血

14. 生物膜含量最多的脂质是( )
    A. 甘油三酯　　B. 磷脂　　　C. 胆固醇　　　D. 糖脂

15. 有防止动脉粥样硬化作用的脂蛋白是( )
    A. CM　　　B. VLDL　　　C. LDL　　　D. HDL

16. 脂肪酸合成的场所是( )
    A. 线粒体　　B. 胞液　　　C. 溶酶体　　　D. 核糖体

17. 脂酰 CoA 进入线粒体的载体物质是( )
    A. 肉碱　　　B. FH$_4$　　　C. 载脂蛋白　　　D. CoA

18. 有关酮体的描述错误的是( )
    A. 酮体的合成原料是 CoA　　　B. 酮体只能在肝外组织利用
    C. 酮体是脂肪酸氧化的中间产物　D. 酮体不是单一物质

19. 乙酰 CoA 在体内不能转变生成的物质是( )
    A. 脂肪酸　　B. 丙酮酸　　　C. 酮体　　　D. 胆固醇

20. 人体内不能合成的脂肪酸是( )
    A. 油酸　　　B. 软脂酸　　　C. 亚油酸　　　D. 硬脂酸

21. 在体内可直接合成胆固醇的是( )
    A. 丙酮酸　　B. 草酰乙酸　　C. 苹果酸　　　D. 乙酰 CoA

22. 胆固醇合成中的 NADH+H$^+$ 来自( )
    A. 糖酵解　　B. 糖的有氧氧化　　C. 磷酸戊糖途径　　D. 食物

23. 1 分子软脂酰 CoA 经过 β-氧化可生成乙酰 CoA 的数量是( )
    A. 2　　　B. 38　　　C. 7　　　D. 8

24. 乙酰 CoA 在体内不能转变为( )
    A. 葡萄糖　　B. 胆固醇　　C. 脂肪酸　　　D. 酮体

25. 糖尿病病人并发酮症时机体不会有的表现是( )
    A. 酮尿　　　　　　　　　B. 呼气中有烂苹果味
    C. 代谢性酸中毒　　　　　D. 黄疸

26. 脂肪酸的活化不需要的物质是( )
    A. ATP　　B. HSCoA　　　C. Ca^{2+}　　　D. Mg^{2+}

27. 关于酮体描述不正确的是( )
    A. 酮体包括乙酰乙酸、β-羟丁酸、丙酮
    B. 酮体可从尿中排出
    C. 酮体是由过量酸性食物引起的

　　　　D. 严重糖尿病患者，血中酮体升高

28. 胆固醇含量最高的脂蛋白是(　　)
　　　A. HDL　　　　　B. CM　　　　　C. VLDL　　　　D. LDL

29. 可抑制胆固醇吸收的物质是(　　)
　　　A. 胆汁酸盐　　B. 食物脂肪　　　C. 纤维素　　　D. 抗生素

30. 胆固醇合成最主要的部位是(　　)
　　　A. 肝脏　　　　B. 肾脏　　　　C. 小肠　　　　D. 性腺

31. 与急性胰腺炎的发病机制密切相关的是胰腺中对胰腺细胞膜有损伤的(　　)
　　　A. 磷脂酶 A_1　　B. 磷脂酶 A_2　　C. Ca^{2+}　　　　D. 卵磷脂

32. 含有胆胺的磷脂是(　　)
　　　A. 卵磷脂　　　B. 脑磷脂　　　C. 磷脂酸　　　D. 心磷脂

33. 不参与肝脏甘油三酯合成的是(　　)
　　　A. α - 磷酸甘油　　　　　　　B. 脂酰 CoA
　　　C. CDP - 胆碱　　　　　　　D. 磷脂酸

34. 下列脂肪分解代谢的中间产物中，可转变成葡萄糖的是(　　)
　　　A. 甘油　　　B. 乙酰乙酸　　　C. 乙酰 CoA　　　D. 丙酮

二、判断题

1. 脂肪酸活化的部位是线粒体。(是□；否□)

2. 在细胞中，甘油磷脂的降解通常是完全水解。(是□；否□)

3. 胆固醇合成的限速酶是 HMGCoA 还原酶。(是□；否□)

4. 植物中的脂肪酸大多数为不饱和脂肪酸。(是□；否□)

5. 肝脏不能氧化利用酮体是由于缺乏琥珀酰 CoA 转硫酶。(是□；否□)

6. 脂肪动员是在线粒体内进行的。(是□；否□)

三、填空题

1. 脂肪动员的限速酶是_____，此酶受多种激素控制，促进脂肪动员的激素称_____，抑制脂肪动员的激素称_____。

2. 脂酰 CoA 的 β - 氧化经过_____、_____、_____和_____ 4 个连续的反应步骤，每次 β - 氧化，生成 1 分子_____和 1 分子比原来少 2 个碳原子的脂酰 CoA。脱下的氢由_____和_____携带，进入呼吸链氧化生成水。

3. 酮体包括_____、_____和_____。酮体主要在_____以_____为原料合成，并在_____被氧化利用。

4. 脂肪酸合成的限速酶是_____，其辅助因子是_____。

5. 在磷脂合成过程中，胆碱可由食物提供，也可由_____及_____在体内合成，胆碱及乙醇胺由活化的_____及_____提供。

6. 必需脂肪酸包括_____、_____和_____。

7. 脂肪酸的 β – 氧化在细胞的 _____ 内进行，每次 β – 氧化生成的产物是 _____、_____和_____。

8. 脂肪酸的合成在_____进行，合成原料主要是_____和_____。

9. 卵磷脂和脑磷脂的共同组成成分是_____。不同的是卵磷脂中含有_____，脑磷脂中含_____，它们均可由_____代谢产生。

10. 合成胆固醇的原料主要有_____和_____，胆固醇在体内可转化生成_____、_____和_____。

11. 脂质包括_____和_____。

四、名词解释

1. 脂肪动员
2. 脂解激素
3. 酮体
4. 血脂
5. 脂肪肝
6. 固定脂
7. 可变脂
8. 脂库
9. 必需脂肪酸
10. 脂肪酸 β – 氧化
11. 抗脂解激素

五、问答题

1. 什么是酮体？酮体是如何生成及氧化利用的？
2. 为什么糖吃多了人体会发胖？
3. 简述脂肪肝的形成原因。
4. 简述血脂的来源和去路。
5. 简述饥饿或糖尿病患者出现酮症的原因。
6. 脂质的生理功能有哪些？
7. 简述磷脂代谢和脂肪肝的关系。
8. 体内胆固醇的合成原料和转化排泄的物质各有哪些？

第十章　蛋白质分解代谢

知　识　结　构

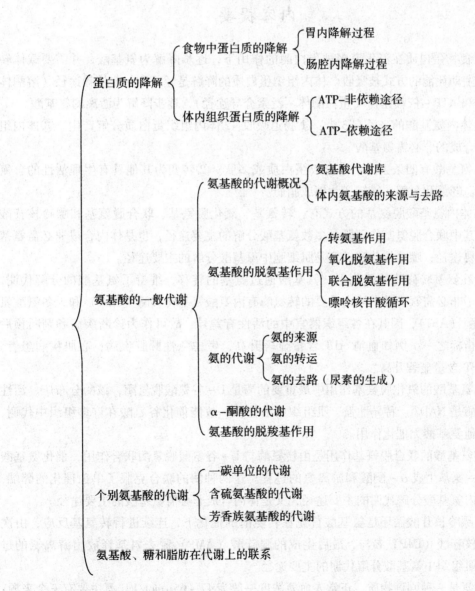

蛋白质的降解
- 食物中蛋白质的降解
  - 胃内降解过程
  - 肠腔内降解过程
- 体内组织蛋白质的降解
  - ATP-非依赖途径
  - ATP-依赖途径

氨基酸的一般代谢
- 氨基酸的代谢概况
  - 氨基酸代谢库
  - 体内氨基酸的来源与去路
- 氨基酸的脱氨基作用
  - 转氨基作用
  - 氧化脱氨基作用
  - 联合脱氨基作用
  - 嘌呤核苷酸循环
- 氨的代谢
  - 氨的来源
  - 氨的转运
  - 氨的去路（尿素的生成）
- α-酮酸的代谢
- 氨基酸的脱羧基作用

个别氨基酸的代谢
- 一碳单位的代谢
- 含硫氨基酸的代谢
- 芳香族氨基酸的代谢

氨基酸、糖和脂肪在代谢上的联系

学习目标

　　掌握氨基酸的氧化脱氨基作用、转氨基作用和联合脱氨基作用；体内氨的主要来源、去路和转运方式；尿素合成的主要部位、主要过程和限速酶；一碳单位的概念、来源、功用。

　　熟悉氨基酸的脱羧基作用以及具有生理活性的胺类物质的作用；α - 酮酸的代谢。

　　了解蛋白质的降解，糖、脂质和蛋白质代谢之间的联系。

内容提要

　　1. 食物蛋白质在消化道多种蛋白酶的作用下，逐步降解为氨基酸，并需要载体转运，以主动耗能的方式被吸收。体内组织蛋白质的降解是经 ATP - 非依赖途径（溶酶体途径）和 ATP - 依赖途径（蛋白酶体 - 泛素介导途径），逐步降解为游离的氨基酸。

　　2. 体内氨基酸的来源有 3 个：①肠道吸收。②体内组织蛋白质分解产生。③体内组织细胞合成的非必需氨基酸。

　　3. 氨基酸有四条去路：①合成蛋白质或多肽。②转变为其他具有生理活性的含氮化合物。③氧化分解。④转变为糖或脂肪。

　　4. 体内氨基酸脱氨基的方式有：转氨基、氧化脱氨基、联合脱氨基和嘌呤核苷酸循环。其中联合脱氨基作用既是多数氨基酸分解的主要途径，也是体内合成非必需氨基酸的主要途径；嘌呤核苷酸循环是肌细胞中氨基酸分解的主要途径。

　　5. 在氨基转移酶的催化下，氨基酸通过氨基的转移，维持了氨基酸的分解代谢，又合成了非必需氨基酸。体内重要的转氨酶有丙氨酸氨基转移酶（ALT）和天冬氨酸氨基转移酶（AST），因其在各组织器官中的活性有差异，故可作为诊断疾病和判断预后的参考指标之一。例如血清 ALT 含量显著升高，考虑急性肝脏疾病；心肌疾病患者，血清 AST 含量显著升高。

　　6. 氨基酸的氧化脱氨基作用中最重要的酶是 L - 谷氨酸脱氢酶，该酶分布广、活性高、辅酶是 NAD^+、特异性强、肌组织中活性低。故能催化谷氨酸在许多组织中代谢，但对其他氨基酸无催化作用。

　　7. 氨基酸的联合脱氨基作用是由转氨酶与 L - 谷氨酸脱氢酶联合作用，催化氨基酸脱下 α - 氨基生成 α - 酮酸和游离氨的过程。这两种酶的联合克服了单独催化的弊端，既是体内氨基酸分解代谢的主要途径，又是体内合成非必需氨基酸的主要途径。

　　8. 嘌呤核苷酸循环是氨基酸首先在转氨酶的催化下，连续进行转氨基反应，由次黄嘌呤核苷酸（IMP）参与，最后生成的腺苷酸（AMP）脱去氨基释放出游离氨的过程，是肌组织中氨基酸分解代谢的主要途径。

　　9. 氨是一种剧毒物质，正常人血氨浓度一般为 $47 \sim 65 \mu mol/L$。氨主要有三个来源：

氨基酸脱氨基作用产生，肠道吸收的氨及肾脏产氨。

10. 氨的运输形式有两种：丙氨酸 – 葡萄糖循环不断地将肝外组织中有毒的氨运到肝脏进行代谢，肝脏又为肌组织提供能源物质葡萄糖；谷氨酰胺的合成既解除了氨的毒性，又是体内运氨、储氨的一种形式。

11. 氨的去路：正常情况下，氨在体内可沿脱氨基作用的逆过程重新合成谷氨酰胺等非必需氨基酸；或参加嘧啶等其他含氮化合物的合成；但最主要的去路是在肝内合成无毒的尿素。肝脏利用 NH_3 和 CO_2 为原料，经鸟氨酸循环合成无毒的尿素，运到肾脏随尿排出体外。故肝病患者血中尿素减少，血氨升高；肾病患者，血中尿素升高。

12. α – 酮酸经氨基化作用再合成非必需氨基酸，也可转变成糖和脂肪，还可以通过三羧酸循环和氧化磷酸化途径彻底氧化，生成 CO_2 和 H_2O，释放能量供机体进行各种生理活动。

13. 氨基酸在氨基酸脱羧酶的催化下脱羧产生胺类和 CO_2。胺类的生成量较少，但具有重要的生理功能。重要的胺类有：组氨酸脱羧生成组胺；谷氨酸脱羧基生成 γ – 氨基丁酸；色氨酸羟化生成 5 – 羟色氨酸后，再脱羧生成 5 – 羟色胺；鸟氨酸与甲硫氨酸脱羧基生成多胺等。

14. 某些氨基酸在分解代谢过程中产生的只含有一个碳原子的有机基团，称为一碳单位。其种类有：$—CH_3$、$—CH_2—$、$—CH =$、$—CH =NH$、$—CHO$ 等。一碳单位的载体是四氢叶酸，主要参与核酸等多种重要物质的合成。

15. 体内含硫氨基酸有甲硫氨酸、半胱氨酸、胱氨酸三种。甲硫氨酸以 S – 腺苷甲硫氨酸（SAM）的形式在细胞内发挥转甲基作用。胱氨酸与半胱氨酸极易通过巯基基团的加氢、脱氢反应而相互变化，分子中的巯基是巯基酶的必需基团，两个半胱氨酸之间形成的二硫键对维持蛋白质分子结构的稳定起着重要作用。

16. 芳香族氨基酸包括色氨酸、苯丙氨酸和酪氨酸。苯丙氨酸可羟化生成酪氨酸，酪氨酸连续进行代谢，合成某些神经递质、激素、黑色素等。

17. 糖、脂、蛋白质从能量供应的角度来看，三者可以相互替代、相互制约。从代谢联系来看，它们通过共同的中间产物及三羧酸循环和生物氧化等连为整体，其中乙酰辅酶 A、三羧酸循环是三者代谢相互联系的重要枢纽。

强化训练

一、单项选择题

1. 肾脏中产生的氨主要来自(　　)
   A. 氨基酸的氧化脱氨基作用　　　　B. 谷氨酰胺的水解
   C. 尿素的水解　　　　　　　　　　D. 氨基酸的联合脱氨基作用
2. 哺乳动物体内氨的主要去路是(　　)
   A. 再合成非必需氨基酸　　　　　　B. 生成谷氨酰胺

  C. 肝脏合成尿素   D. 渗入肠道

3. 转氨酶的辅酶中含有的维生素是( )

  A. 维生素 B_1 B. 维生素 B_2 C. 维生素 B_6 D. 维生素 PP

4. 下列组织或器官中 ALT 活性最高的是( )

  A. 心脏   B. 肝脏   C. 骨骼肌   D. 肾脏

5. 临床上对血氨升高的患者做结肠透析，常用的液体是( )

  A. 弱酸性透析液   B. 弱碱性透析液

  C. 中性透析液   D. 以上均不是

6. 肌肉中氨基酸脱氨基的方式是( )

  A. 氧化脱氨基   B. 转氨基作用

  C. 嘌呤核苷酸循环   D. 鸟氨酸循环

7. 催化氨基酸氧化脱氨基作用最主要的酶是( )

  A. L - 谷氨酸脱氢酶   B. D - 谷氨酸脱氢酶

  C. 天冬氨酸氨基转移酶   D. 丙氨酸氨基转移酶

8. 苯丙酮酸尿症患者先天性缺乏的酶是( )

  A. 苯丙氨酸羟化酶   B. 酪氨酸酶

  C. 酪氨酸羟化酶   D. 苯丙氨酸转氨酶

9. 能直接转变为 α - 酮戊二酸的氨基酸是( )

  A. 天冬氨酸 B. 谷氨酸   C. 丙氨酸   D. 丝氨酸

10. 高血氨症患者，氨进入脑组织与 α - 酮戊二酸结合，生成谷氨酸进而生成谷氨酰胺，脑中氨的增加，使脑细胞中 α - 酮戊二酸减少，导致 ATP 生成受阻的原因是( )

  A. 鸟氨酸循环加快   B. 三羧酸循环加快

  C. 三羧酸循环减慢   D. 嘌呤核苷酸循环加快

11. 转氨酶的辅酶组分含有( )

  A. 泛酸   B. 吡哆醛 （或吡哆胺）

  C. 尼克酸   D. 核黄素

12. 可经脱氨基作用生成草酰乙酸的氨基酸是( )

  A. 谷氨酸 B. 甘氨酸   C. 丝氨酸   D. 天冬氨酸

13. 氨基酸分解产生的 NH_3 在体内主要的储存形式是( )

  A. 尿素   B. 天冬氨酸   C. 谷氨酰胺   D. 氨基甲酰磷酸

14. 氨中毒的根本原因是( )

  A. 肠道吸收氨过量   B. 氨基酸在体内分解代谢增强

  C. 肾功能衰竭   D. 肝功能损伤，不能合成尿素

15. 下列不能由酪氨酸合成的是( )

  A. 醛固酮 B. 肾上腺素   C. 多巴胺   D. 黑色素

16. L – 谷氨酸脱氢酶的辅酶是（　　）

    A. FAD　　　　　B. FMN　　　　　C. NAD$^+$　　　　　D. TPP

17. 氨基酸脱氨基的主要方式为（　　）

    A. 转氨基　　　B. 氧化脱氨基　　　C. 联合脱氨基　　　D. 嘌呤核苷酸循环

18. 体内氨的主要来源是（　　）

    A. 氨基酸的脱氨基　　　　　　B. 肠道内氨基酸分解产生的氨

    C. 肾小管上皮细胞分泌的氨　　　D. 胺类分解

19. 丙氨酸脱氨基生成的 α – 酮酸是（　　）

    A. α – 酮戊二酸　　　　　　B. 草酰乙酸

    C. 丙酮酸　　　　　　　　　D. 乳酸

20. 体内合成尿素的主要器官是（　　）

    A. 肝脏　　　　B. 肾脏　　　　C. 心脏　　　　D. 大脑

21. 合成 1 分子尿素，消耗高磷酸键的数目是（　　）

    A. 2　　　　　B. 3　　　　　C. 4　　　　　D. 5

22. 脑中氨的主要去路是（　　）

    A. 合成尿素　　B. 合成丙氨酸　　C. 合成核苷酸　　D. 合成谷氨酰胺

23. 体内硫酸根的提供者是（　　）

    A. NADP　　　B. ATP　　　C. PAPS　　　D. FAD

24. 能调节细胞生长的物质是（　　）

    A. 组胺　　　B. 5 – 羟色胺　　　C. 精胺　　　D. γ – 氨基丁酸

25. 体内甲基的直接供体是（　　）

    A. S – 腺苷蛋氨酸　　　　B. N^5 – CH$_3$ – FH$_4$

    C. 蛋氨酸　　　　　　　　D. 肾上腺素

26. 一碳单位的载体是（　　）

    A. 叶酸　　　B. 二氢叶酸　　　C. 四氢叶酸　　　D. CDP

27. 能脱羧基生成 γ – 氨基丁酸的是（　　）

    A. 组氨酸　　　B. 谷氨酸　　　C. 色氨酸　　　D. 甘氨酸

28. 缺乏后可引起白化病的酶是（　　）

    A. 苯丙氨酸羟化酶　　　　B. 酪氨酸酶

    C. 尿黑酸氧化酶　　　　　D. 氨基酸转移酶

29. 不能转变为糖的氨基酸是（　　）

    A. 甘氨酸　　　B. 谷氨酸　　　C. 丙氨酸　　　D. 赖氨酸

30. 尿素合成的限速酶是（　　）

    A. 精氨酸酶　　　　　　　B. 精氨酸代琥珀酸合成酶

    C. 精氨酸代琥珀酸裂解酶　　D. 氨基甲酰磷酸合成酶

二、判断题

1. 联合脱氨基作用既是体内多数氨基酸都可以进行的脱氨基反应，又是合成非必

需氨基酸的主要途径。（是□；否□）

2. 谷氨酰胺的合成具有解氨毒、运输氨、储存氨的多种作用。（是□；否□）

3. 氨在肝脏主要经三羧酸循环合成尿素而解毒。（是□；否□）

4. 一碳单位是指某些氨基酸在分解代谢过程中产生的含一个碳原子的有机基团。（是□；否□）

5. 色氨酸是体内代谢生成黑色素的唯一氨基酸。（是□；否□）

6. 蛋白质腐败作用产生的氨是血氨的主要来源。（是□；否□）

7. 氨在血液中主要以丙氨酸 - 葡萄糖循环和谷氨酰胺两种形式运输。（是□；否□）

8. 一碳单位的载体是四氢叶酸。（是□；否□）

9. 甲硫氨酸循环生成的 S - 腺苷甲硫氨酸（SAM）为体内 DNA、RNA、胆碱、肾上腺素、肌酸等多种物质的合成提供了活性甲基。（是□；否□）

10. 氨的去路是沿脱氨基作用的逆过程重新合成谷氨酰胺等非必需氨基酸，或参加嘧啶等含氮化合物的合成，但最主要的去路是在肝内合成无毒的尿素。（是□；否□）

三、填空题

1. 氨基酸的脱氨基方式有 _____、_____、_____ 和 _____ 等，其中以 _____ 最为重要。

2. 催化氨基酸氧化脱氨基作用最重要的酶是 _____。

3. 转氨酶的辅酶是 _____，含有维生素 _____。

4. 肝细胞中含量最高的转氨酶是 _____，心肌细胞中含量最高的转氨酶是 _____。

5. α - 酮酸的代谢途径是 _____、_____ 和 _____。

6. 肝细胞严重损伤时，血氨浓度 _____，尿素水平 _____。

7. 肌肉中的氨基酸主要通过 _____ 的方式完成脱氨基作用。

8. 肠道对氨的吸收与肠液 pH 值有关，pH 值下降 _____，pH 值升高 _____。

9. 氨在 _____ 中通过 _____ 循环，生成 _____ 经肾排泄。

10. 体内氨的来源有 _____、_____ 和 _____。

四、名词解释

1. 氧化脱氨基作用
2. 转氨基作用
3. 转氨酶
4. 联合脱氨基作用
5. 一碳单位
6. 活性蛋氨酸

五、问答题

1. 简述尿素的合成及生理意义。

2. 简述 ALT、AST 的作用及临床价值。

3. 高血氨引起肝昏迷的机制是什么?

4. 试述一碳单位的概念、生成、载体及生化功用。

5. 试述血氨的来源与去路。

6. 简述氧化脱氨基作用、转氨基作用及联合脱氨基作用。

7. 试述谷氨酰胺的生成及生理作用。

第十一章 核酸代谢

知识结构

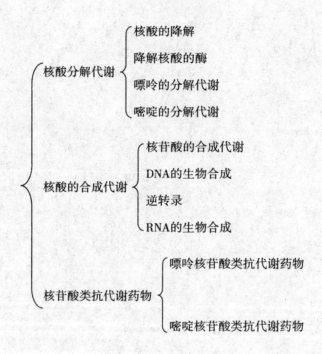

- 核酸分解代谢
  - 核酸的降解
  - 降解核酸的酶
  - 嘌呤的分解代谢
  - 嘧啶的分解代谢
- 核酸的合成代谢
  - 核苷酸的合成代谢
  - DNA的生物合成
  - 逆转录
  - RNA的生物合成
- 核苷酸类抗代谢药物
  - 嘌呤核苷酸类抗代谢药物
  - 嘧啶核苷酸类抗代谢药物

学习目标

掌握核苷酸的来源及生理功能；核苷酸合成特点及调节；抗代谢物的种类及其作用机制；复制、逆转录、转录等基本概念；参与 DNA 复制的主要酶类；原核生物的 RNA 聚合酶组成；RNA 转录的主要过程等。

熟悉脱氧核糖核苷酸合成的特点；核苷酸分解代谢的特征性终产物；DNA 复制过程；RNA 转录的起始过程；逆转录及其基本过程。

了解核苷酸的分解过程及代谢异常引起的相关疾病。

内容提要

1. 生物体内降解核酸的酶有多种，根据作用的位置不同，又可将核酸酶分为核酸外切酶与核酸内切酶。内切酶中的限制性核酸内切酶能专一性地识别并水解双链 DNA 分子上的特异碱基顺序，在重组 DNA 技术中有重要的应用价值。

2. 人体内嘌呤降解的终产物是尿酸，正常人血浆中尿酸含量为 0.12 ~ 0.36mmol/L，当超过 8mg/dL 时，尿酸盐晶体即可沉积于关节、软骨、软组织及肾等处而引起痛风症。临床上常用别嘌呤醇治疗痛风症。

3. 体内嘧啶降解的终产物为 NH_3、CO_2 和 β - 丙氨酸，胸腺嘧啶最终分解则生成 β - 氨基异丁酸。检测尿中 β - 氨基异丁酸含量对监测放射性损伤和临床治疗具有一定指导意义。

4. 体内嘌呤核苷酸的合成有两条途径：从头合成和补救合成。从头合成是利用磷酸核糖、氨基酸、一碳单位及二氧化碳等简单物质为原料，经过一系列酶促反应，合成嘌呤核苷酸的过程。补救合成是利用体内游离的碱基或核苷，经过简单的反应过程，合成核苷酸的过程。一般情况下，从头合成是合成的主要途径。但在脑、骨髓的细胞液中因缺乏从头合成的酶系，只能进行补救合成。

5. 嘌呤核苷酸从头合成分为两个阶段：次黄嘌呤核苷酸（IMP）的合成及腺嘌呤核苷酸（AMP）和鸟嘌呤核苷酸（GMP）的合成。

6. 嘌呤核苷酸补救合成中有两种重要的酶参与：腺嘌呤磷酸核糖转移酶（APRT）和次黄嘌呤 - 鸟嘌呤磷酸核糖转移酶（HGPRT）。某些体内 HGPRT 完全缺失的儿童，患自毁容貌征（Lesch - Nyhan 综合征）。

7. 嘧啶核苷酸从头合成分为两个阶段：尿嘧啶核苷酸的合成和 CTP 的合成。该途径障碍可出现乳清酸尿症。嘧啶环的两个氮原子分别来自谷氨酰胺和天冬氨酸。合成过程主要在肝进行。

8. 嘧啶核苷酸的补救合成酶类有 3 种：嘧啶磷酸核糖转移酶、嘧啶核苷酸磷酸化酶和尿苷激酶，其嘧啶磷酸核糖转移酶是嘧啶核苷酸补救合成的主要酶。

9. 体内脱氧核糖核苷酸的生成是在二磷酸核苷（NDP）水平上进行的，由核糖核苷酸还原酶催化生成。胸腺嘧啶脱氧核苷酸由尿嘧啶脱氧核苷酸（dUMP）的甲基化产生。

10. 遗传信息的传递方向归纳为中心法则，即遗传信息的传递遵循 DNA→DNA（复制）、DNA→RNA（转录）、RNA→蛋白质（翻译）的基本规律。部分病毒等生物的 RNA 同样兼有遗传信息传代与表达功能，能从 RNA→DNA（逆转录）。

11. DNA 复制是以亲代 DNA 为模板合成子代 DNA，并将遗传信息由亲代传给子代的过程。

12. DNA 复制具有半保留性、高保真性、半不连续性和双向性等特点。

13. 参与 DNA 复制的主要物质包括底物（dATP, dGTP, dCTP, dTTP）、模板（单

股 DNA）、引物（寡核苷酸引物 RNA）、单链结合蛋白、酶类（DNA 聚合酶、解螺旋酶，拓扑异构酶、DNA 连接酶）等，并且受到精密调控。

14. DNA 复制是一个连续的过程，一般人为地分为 DNA 复制的起始、延伸和终止 3 个阶段。整个起始阶段包括复制叉的形成、引发体的形成和引物的生成 3 个过程；延长阶段主要由 DNA 聚合酶催化，在复制叉起点沿两条模板链复制时，前导链是连续合成，而随从链是断续合成，合成的是冈崎片段；终止阶段包括切除引物、冈崎片段的延长和连接等过程。

15. 逆转录指遗传信息从 RNA 流向 DNA，是 RNA 指导下的 DNA 合成过程，即以 RNA 为模板，四种 dNTP 为原料，合成与 RNA 互补的 DNA 单链的过程。

16. 转录是 RNA 的生物合成，即以 DNA 为模板，在 RNA 聚合酶的催化下，以 4 种 NTP（ATP、CTP、GTP 和 UTP）为原料，合成 RNA 的过程。即将 DNA 功能区段的碱基序列转录为 RNA 的碱基序列。

17. 结构基因双链 DNA 区段内并不是两条链都可以转录，DNA 的两条链中仅有一条链可用于转录，某些区域以这条链为模板，另一些区域则可能是以另一条链为模板，这种转录方式被称为不对称转录。

18. 原核生物的转录单位称为操纵子，包括上游调控区、结构基因区、下游转录终止区三个部分。

19. 大肠杆菌的 RNA 聚合酶是由 4 种亚基构成的 5 聚体（$\alpha_2\beta\beta'\sigma$），没有 σ 的 $\alpha_2\beta\beta'$ 称为核心酶。核心酶只能使已经开始合成的 RNA 链延长。σ 亚基的功能在于辨认识别 DNA 的启动子，启动转录过程。

20. 转录的基本过程分为起始、延伸、终止 3 个阶段。起始阶段包括四步，即形成闭合的启动子复合物；闭合的启动子复合物转变成开放的启动子复合物；两个相邻的与模板配对的核苷酸直接在起始点上被 RNA 聚合酶催化形成磷酸二酯键；RNA 聚合酶释放 σ 因子，与 DNA 的结合变得较为松散，便于移动。延伸阶段核心酶沿 DNA 模板链 $3'\rightarrow5'$ 方向移动，一方面使双股 DNA 解链，另一方面催化 NTP 按模板链互补的核苷酸序列逐个连接，使 RNA 按 $5'\rightarrow3'$ 方向不断延伸；转录终止有两种模式，即有终止子的终止和终止因子的终止。

21. 真核生物 mRNA 转录后的初级产物加工修饰包括 $5'$-末端"帽子"结构的形成、$3'$-末端多聚 A"尾"的形成，以及对 mRNA 链进行剪接等加工修饰过程。

22. 原核生物和真核生物最初转录生成的 tRNA 前体一般都无生物活性。tRNA 前体加工包括剪接、修饰等过程。

23. 嘌呤核苷酸的抗代谢物是一些干扰或阻断嘌呤核苷酸的合成代谢，从而进一步阻止核酸及蛋白质的生物合成的抑制剂。它们主要以竞争性抑制等方式干扰发挥作用，包括嘌呤类似物（6-巯基嘌呤和 8-氮杂鸟嘌呤等）、氨基酸类似物（氮杂丝氨酸及 6-重氮-5-氧正亮氨酸）和叶酸类似物（氨蝶呤及甲氨蝶呤）。

24. 嘧啶核苷酸的抗代谢物是一些嘧啶类似物，其作用机制与嘌呤抗代谢物相似，主要是 5-氟尿嘧啶（5-FU）。

强化训练

一、单项选择题

1. 嘌呤核苷酸从头合成过程中的重要中间产物是(　　)
   A. AMP　　　　　　B. GMP　　　　　　C. 黄嘌呤核苷酸　　　D. IMP

2. 嘌呤核苷酸从头合成反应的主要器官是(　　)
   A. 肝　　　　　　　B. 肾　　　　　　　C. 骨髓　　　　　　　D. 大脑

3. 人体内嘌呤核苷酸分解代谢的特征性终产物是(　　)
   A. 尿素　　　　　B. 尿酸　　　　　　C. 肌酸　　　　　　　D. β‐氨基异丁酸

4. 别嘌呤醇治疗痛风的机制是(　　)
   A. 可抑制黄嘌呤氧化酶　　　　　　B. 可抑制尿酸氧化酶
   C. 可抑制鸟嘌呤脱氢酶　　　　　　D. 可抑制腺苷脱氢酶

5. 嘌呤核苷酸补救合成反应的主要器官是(　　)
   A. 肝　　　　　　　B. 肾　　　　　　　C. 小肠　　　　　　　D. 骨髓

6. 嘌呤核苷酸分解代谢过程的关键酶是(　　)
   A. 黄嘌呤氧化酶　　　　　　　　　B. 次黄嘌呤氧化酶
   C. 尿酸氧化酶　　　　　　　　　　D. PRPP 合成酶

7. 脱氧核糖核苷酸的生成方式是(　　)
   A. 直接由核糖还原　　　　　　　　B. 由核苷还原
   C. 由核苷酸还原　　　　　　　　　D. 由二磷酸核苷还原

8. 嘧啶核苷酸从头合成时首先生成的是(　　)
   A. IMP　　　　　　B. CMP　　　　　　C. UMP　　　　　　　D. dTMP

9. 下列物质中，不是嘌呤核苷酸从头合成原料的是(　　)
   A. 一碳单位　　　B. CO_2　　　　　　C. 谷氨酰胺　　　　　D. 谷氨酸

10. 能甲基化生成 dTMP 的是(　　)
    A. UMP　　　　　B. dUMP　　　　　　C. dCMP　　　　　　　D. CMP

11. 某患者食用大量海鲜及啤酒后引发痛风，导致此症状是因为体内(　　)
    A. 嘌呤碱含量增高　　　　　　　　B. 嘧啶碱含量增高
    C. 尿素含量增高　　　　　　　　　D. 尿酸含量增高

12. 联系糖代谢和核苷酸代谢的物质是(　　)
    A. 5‐磷酸核糖　　　　　　　　　　B. 6‐磷酸葡萄糖
    C. 1‐磷酸葡萄糖　　　　　　　　　D. 1,6‐二磷酸葡萄糖

13. HGPRT 参与的反应是(　　)
    A. 嘌呤核苷酸的从头合成　　　　　B. 嘌呤核苷酸的补救合成
    C. 嘧啶核苷酸的从头合成　　　　　D. 嘧啶核苷酸的补救合成

14. 嘌呤核苷酸从头合成的关键酶是(　　)
　　A. HGPRT　　　　　　　　　　　B. APRT
　　C. PRPP 合成酶　　　　　　　　　D. 黄嘌呤氧化酶

15. 下列关于遗传信息传递的中心法则描述正确的是(　　)
　　A. DNA→RNA→蛋白质　　　　　　B. RNA→DNA→蛋白质
　　C. 蛋白质→DNA→RNA　　　　　　D. DNA→蛋白质→RNA

16. DNA 复制时不需要的酶是(　　)
　　A. DNA 指导的 DNA 聚合酶　　　　B. DNA 指导的 RNA 聚合酶
　　C. 解螺旋酶、拓扑异构酶　　　　　D. RNA 指导的 DNA 聚合酶

17. DNA 复制时，序列 $5' - TpApGpAp - 3'$ 合成的互补结构是(　　)
　　A. $5' - TpCpTpAp - 3'$　　　　　　B. $5' - ApTpCpTp - 3'$
　　C. $5' - UpCpUpAp - 3'$　　　　　　D. $5' - GpCpGpAp - 3'$

18. 合成 DNA 的原料是(　　)
　　A. dAMP　dGMP　dCMP　dTMP　　B. dATP　dGTP　dCTP　dTTP
　　C. dADP　dGDP　dCDP　dTGP　　D. ATP　GTP　CTP　UTP

19. DNA 连接酶(　　)
　　A. 使 DNA 形成超螺旋结构　　　　B. 使双螺旋 DNA 链缺口的两个末端连接
　　C. 合成 RNA 引物　　　　　　　　D. 将双螺旋解链

20. 需要以 RNA 为引物的体内代谢过程是(　　)
　　A. DNA 复制　　　B. 转录　　　　C. RNA 复制　　　D. 逆转录

21. 与冈崎片段的生成有关的代谢是(　　)
　　A. 半保留复制　　　　　　　　　　B. 半不连续复制
　　C. 不对称转录　　　　　　　　　　D. RNA 的剪接

22. DNA 上某段碱基顺序为 $5' - ACTAGTCAG - 3'$，转录后 mRNA 上相应的碱基顺序为(　　)
　　A. $5' - TGATCAGTC - 3'$　　　　　B. $5' - UGAUCAGUC - 3'$
　　C. $5' - CUGACUAGU - 3'$　　　　　D. $5' - CTGACTAGT - 3'$

23. 原核生物 DNA 指导的 RNA 聚合酶由数个亚单位组成，其核心酶的组成是(　　)
　　A. $\alpha_2\beta\beta'$　　　　B. $\alpha_2\beta\beta'\sigma$　　　　C. $\alpha\alpha\beta$　　　　D. $\alpha\alpha\beta$

24. 成熟的真核生物 mRNA $5'$ - 端具有(　　)
　　A. 多聚 A　　　B. 帽子结构　　　　C. 多聚 C　　　　D. 多聚 G

25. 核酸的基本组成单位是(　　)
　　A. 氨基酸　　　B. 葡萄糖　　　　C. 单核苷酸　　　D. ATP

26. 嘌呤核苷酸从头合成的原料不包括(　　)
　　A. $R - 5' - P$　　B. 一碳单位　　　C. 天冬氨酸　　　D. S - 腺苷蛋氨酸

27. 常用于治疗痛风症的药物是( )

A. 阿托品 B. 青霉素 C. 连霉素 D. 别嘌呤醇

28. dTMP 合成的直接前体是( )

A. dUMP B. TMP C. TDP D. dUDP

29. 在体内能分解为 β – 氨基异丁酸的核苷酸是( )

A. CMP B. AMP C. TMP D. UMP

30. 下列嘌呤核苷酸之间的转变，不能直接进行的是( )

A. GMP→IMP B. AMP→IMP C. AMP→GMP D. IMP→XMP

31. 一碳单位( )

A. 参与嘌呤核苷酸从头合成 B. 参与嘌呤核苷酸补救合成

C. 参与嘧啶核苷酸从头合成 D. 参与核苷酸分解

32. 下列能降解核酸的酶是( )

A. 氧化酶 B. 转氨酶 C. 脱氢酶 D. 限制性内切酶

33. 嘧啶核苷酸合成障碍可导致( )

A. 痛风症 B. 白化病

C. 乳清酸尿症 D. Lesch – Nyhan 综合征

34. 甲氨蝶呤可用于治疗白血病的原因是其可以直接( )

A. 抑制二氢叶酸还原酶 B. 抑制 DNA 合成酶系的活性

C. 抑制蛋白质的分解代谢 D. 阻断蛋白质的合成代谢

35. 嘧啶环中的两个氮原子来自( )

A. 谷氨酰胺和氨 B. 谷氨酰胺和天冬氨酸

C. 谷氨酰胺和丙氨酸 D. 天冬氨酸和丙氨酸

36. 磷酸戊糖途径为核苷酸的合成代谢提供( )

A. NADPH + H[+] B. 5 – 磷酸核糖

C. 5 – 磷酸核酮糖 D. 5 – 磷酸木酮糖

37. AMP 和 GMP 在细胞内进行分解代谢时，均首先转化成( )

A. 黄嘌呤核苷 B. 黄嘌呤

C. 次黄嘌呤核苷酸 D. 黄嘌呤核苷酸

38. Lesch – Nyhan 综合征是由于( )

A. 嘌呤核苷酸的从头合成不足引起 B. 嘌呤核苷酸的补救合成不足引起

C. 嘧啶核苷酸的从头合成不足引起 D. 嘧啶核苷酸的补救合成不足引起

39. 嘌呤核苷酸的补救合成途径主要发生在( )

A. 肝脏和肾脏 B. 脑组织和骨髓

C. 脑组织和肌肉组织 D. 白细胞和肌肉组织

40. 嘧啶核苷酸合成中，生成氨基甲酰磷酸的部位是( )

A. 线粒体 B. 核糖体 C. 胞液 D. 溶酶体

41. 5-氟尿嘧啶抗癌作用的机理是(　　　)

    A. 抑制胞嘧啶的合成　　　　　　　　B. 抑制胸苷酸的合成

    C. 抑制尿嘧啶的合成　　　　　　　　D. 合成错误的 DNA

42. 哺乳动物体内直接催化生成尿酸的酶是(　　　)

    A. 尿酸氧化酶　　B. 黄嘌呤氧化酶　　C. 酰苷脱氢酶　　　D. 鸟嘌呤脱氢酶

43. DNA 复制时，不需要的酶是(　　　)

    A. DNA 指导的 DNA 聚合酶　　　　　B. 限制性内切酶

    C. 拓扑异构酶　　　　　　　　　　　D. 解螺旋酶

44. DNA 复制中的引物是(　　　)

    A. 以 DNA 为模板合成的 DNA 片段　　B. 以 RNA 为模板合成的 RNA 片段

    C. 以 DNA 为模板合成的 RNA 片段　　D. 以 RNA 为模板合成的一小段肽连

45. 以 hnRNA 为前体的是(　　　)

    A. tRNA　　　　　　B. rRNA　　　　　　C. mRNA　　　　　　D. SnRNA

46. 参与识别转录起点的是(　　　)

    A. ρ 因子　　　　　B. 核心酶　　　　　C. 引物酶　　　　　D. σ 因子

47. 以下对大肠杆菌 DNA 连接酶的论述正确的是(　　　)

    A. 催化 DNA 双螺旋结构中的 DNA 片段间形成磷酸二酯键

    B. 催化随从链中的冈崎片段连接起来

    C. 以 $NADP^+$ 作为能量来源

    D. 以 GTP 作为能量来源

48. 下面关于单链结合蛋白（SSB）的描述不正确的是(　　　)

    A. SSB 与单链 DNA 结合防止碱基重新配对

    B. SSB 在复制中保护单链 DNA 不被核酸酶降解

    C. SSB 与单链区结合增加双链 DNA 的稳定性

    D. SSB 与 DNA 解离后可重复利用

49. 有关转录叙述错误的是(　　　)

    A. RNA 链按 3′→5′方向延伸　　　　　B. 只有 1 条 DNA 链可作为模板

    C. 以 NTP 为底物　　　　　　　　　　D. 遵从碱基互补配对原则

50. 关于 σ 因子的描述正确的是(　　　)

    A. 不属于 RNA 聚合酶

    B. 可单独识别启动子部位而无需核心酶的存在

    C. 转录始终需要 σ 亚基

    D. 是核心酶的组成成分

51. 合成后无需进行转录后加工修饰就具有生物活性的 RNA 是(　　　)

    A. tRNA　　　　　　B. rRNA　　　　　C. 原核细胞 mRNA　　D. 真核细胞 mRNA

52. DNA 聚合酶Ⅲ的主要功能是(　　　)

    A. 填补缺口　　　B. 连接冈崎片段　　C. 聚合作用　　　　D. 损伤修复

53. DNA 复制的底物是(　　)

    A. dNTP　　　　　　B. NTP　　　　　　C. dNDP　　　　　　D. NMP

54. 下列不属于逆转录酶的功能的是(　　)

    A. 以 RNA 为模板合成 DNA

    B. 以 DNA 为模板合成 DNA

    C. 水解 RNA – DNA 杂交分子中的 RNA 链

    D. 指导合成 RNA

55. 冈崎片段是指(　　)

    A. DNA 模板上的 DNA 片段　　　　　　B. 引物酶催化合成的 RNA 片段

    C. 随后链上合成的 DNA 片段　　　　　　D. 前导链上合成的 DNA 片段

56. RNA 合成的主要方式是(　　)

    A. 复制　　　　　B. 转录　　　　　　C. 逆转录　　　　　　D. 翻译

二、判断题

1. 嘌呤核苷酸体内分解的特征性终产物是尿素。(是□；否□)

2. 嘌呤核苷酸体内从头合成时最先得到的是 IMP。(是□；否□)

3. DNA 的生物合成有 DNA 复制和 RNA 逆转录两种方式。(是□；否□)

4. DNA 复制时两条子链的合成均是连续的。(是□；否□)

5. DNA 复制延伸时的主要过程需要 DNA 聚合酶催化。(是□；否□)

6. DNA 复制和转录时均以两条链为模板。(是□；否□)

7. 核苷酸类抗代谢药物作用的机理主要是以竞争性抑制为主。(是□；否□)

三、填空题

1. 正常人血浆中尿酸含量为_____，当超过_____时，尿酸盐晶体即可沉积于关节、软骨、软组织及肾等处而引起_____，临床上常用_____治疗。

2. 体内核苷酸的合成有_____和_____2 条途径。

3. 嘌呤核苷酸的从头合成可分为两个阶段，即_____及_____。

4. DNA 复制的起始阶段包括_____、_____、_____3 个过程。

5. 真核生物 mRNA 转录后的初级产物加工修饰包括_____、_____和_____。

6. 嘌呤核苷酸的抗代谢物包括_____、_____和_____的类似物。

7. 体内嘌呤核苷酸的从头合成途径中，首先生成_____核苷酸，然后再转变成_____核苷酸和_____核苷酸。

8. 痛风症是_____生成过多而引起的。

9. 核苷酸抗代谢物中，常用嘌呤类似物是_____，常用嘧啶类似物是_____。

10. 氨基甲酰磷酸既可以合成尿素又可以合成_____。

11. 体内脱氧核苷酸是由_____直接还原而生成，催化此反应的酶是_____。

12. 前导链的合成是_____的，其合成方向与复制叉移动方向_____。

13. 引物酶与转录中的 RNA 聚合酶之间的差别在于它对_____不敏感，随后链的合成是_____的。

14. DNA 聚合酶 I 的催化功能有_____、_____和_____。

15. DNA 拓扑异构酶有_____种类型，分别为_____和_____，它们的功能是_____。

16. 细菌的环状 DNA 通常在_____开始复制，而真核生物染色体中的线形 DNA 可以在_____起始复制。

17. 大肠杆菌 DNA 聚合酶 III 的_____活性使之具有_____功能，极大地提高了 DNA 复制的保真度。

18. 大肠杆菌中已发现_____种 DNA 聚合酶，其中_____负责 DNA 复制，_____负责 DNA 损伤修复。

19. 大肠杆菌中 DNA 指导的 RNA 聚合酶全酶的亚基组成为_____，去掉_____因子的其余部分称为核心酶，这个因子使全酶能识别 DNA 上的_____位点。

20. 在 DNA 复制中，_____可防止单链模板重新缔合和核酸酶的攻击。

21. DNA 合成时，先由引物酶合成_____，再由_____在其 3′端合成 DNA 链，然后由_____切除引物并填补空隙，最后由_____连接成完整的链。

22. 大肠杆菌 DNA 连接酶要求_____的参与，哺乳动物的 DNA 连接酶要求_____的参与。

23. 原核细胞中各种 RNA 是_____催化生成的，而真核细胞核基因的转录分别由_____种 RNA 聚合酶催化，其中 rRNA 基因由_____催化转录，hnRNA 基因由_____催化转录，各类小分子量 RNA 则是_____催化的产物。

24. 转录单位一般应包括_____序列，_____序列和_____序列。

25. 真核细胞中编码蛋白质的基因多为_____，编码的序列还保留在成熟 mRNA 中的是_____，编码的序列在前体分子转录后加工中被切除的是_____；在基因中_____被_____分隔，而在成熟的 mRNA 中序列被拼接起来。

四、名词解释

1. 限制性核酸内切酶
2. 从头合成
3. 补救合成
4. DNA 复制
5. 冈崎片段
6. 逆转录
7. 转录
8. 启动子
9. 痛风

10. Lesch – Nyhan 综合征

11. 半保留复制

12. 结构基因

13. 操纵子

14. 模板链与编码链

15. 外显子

16. 内含子

五、问答题

1. 嘌呤核苷酸补救合成的生理意义是什么？

2. 举例说明各类核苷酸抗代谢药物的作用原理及临床应用。

3. 简述参与 DNA 复制的酶与蛋白质因子以及它们在复制中的作用。

4. 简要分析 DNA 复制和转录的异同。

5. 简述真核生物 mRNA 的转录后加工过程。

6. 列表举出氨基甲酰磷酸合成酶（CPS）I 和 II 的异同点。

7. 简述参与 RNA 转录的成分及它们在 RNA 合成中的作用。

8. 大肠杆菌的 DNA 聚合酶和 RNA 聚合酶有哪些重要的异同点？

9. 简述 RNA 转录的基本过程。

第十二章　蛋白质生物合成

知识结构

蛋白质生物合成体系
- RNA在蛋白质生物合成中的作用
- 参与蛋白质生物合成的重要酶类及辅助因子

蛋白质生物合成的基本过程
- 氨基酸的活化与转运
- 肽链合成的起始
- 肽链合成的延长
- 肽链合成的终止
- 肽链合成后的加工修饰

蛋白质生物合成与医学的关系
- 干扰素抗病毒感染
- 蛋白质生物合成的阻断剂
- 重组DNA技术

学习目标

　　掌握翻译的概念；参加蛋白质生物合成体系中的 mRNA、tRNA 和核糖体在翻译中的作用；遗传密码的概念及特点；原核生物翻译的 3 个阶段的特点，延长阶段的 3 个步骤；进位、转肽和移位。

　　熟悉参与蛋白质合成酶类；起始因子、延长因子和释放因子的种类和作用。

　　了解蛋白质生物合成的加工修饰；蛋白质生物合成与医学的关系；重组DNA 技术。

内容提要

1. 蛋白质生物合成即翻译过程，是以 mRNA 作为模板，由氨基酸通过肽键连接，形成特定多肽链的过程。20 种氨基酸是蛋白质合成的原料。mRNA、tRNA 及 rRNA 均参与蛋白质合成过程，此外还需要有关的酶、蛋白因子、ATP 与 GTP 供能物质以及必要的无机离子，总称为蛋白质合成体系。

2. mRNA 在蛋白质合成中具有重要作用。mRNA 分子中每相邻的三个核苷酸构成三联体，在蛋白质合成时，代表某一种氨基酸，称为密码子。共有 64 种密码子，UAA、UAG、UGA 不代表任何一种氨基酸，只代表终止信号，在余下的 61 种密码子中，AUG 位于 5′-末端起始部位时，还代表起始密码子。密码子具有方向性、连续性、简并性、通用性、摆动性等特点。

3. tRNA 在蛋白质生物合成中的作用是特异性的转运氨基酸，并通过 tRNA 的反密码子与 mRNA 的密码子反向平行配对结合，使氨基酸准确地在 mRNA 密码子上"对号入座"，保证了遗传信息的传递。

4. 由 rRNA 与多种蛋白质共同组成的核糖体是蛋白质多肽链合成的场所。在蛋白质合成过程中，起"装配机"的作用。

5. 蛋白质合成过程包括氨基酸的活化与转运，肽链合成的起始、延长和终止。在多肽链合成过程中，转肽酶起着重要作用。蛋白质的合成是耗能的过程，并且有方向性，即由 N 端向 C 端延伸，体内蛋白质合成的速度很快。多个核蛋白体可以同时利用同一条 mRNA，构成多核蛋白体，合成多条相同的多肽链，从而提高合成效率。

6. 许多蛋白质在多肽链合成后还需要经过一定的加工修饰，才能转变成具有一定生物活性的成熟蛋白质，这个过程称为翻译后的加工。加工方式常有多肽链的折叠，形成二硫键，肽链的水解修饰，辅基的结合以及亚基的聚合等。不同蛋白质的加工方式不同。

7. 蛋白质生物合成与医学关系密切。干扰素是真核细胞被病毒感染后分泌的一类具有抗病毒作用的蛋白质，因其可抑制病毒蛋白的合成而具有抗病毒感染的作用；抗生素和某些毒素通过阻断蛋白质合成的某个环节，发挥抗菌消炎作用。

8. 重组 DNA 技术是指在体外将 2 个或 2 个以上 DNA 分子重新组合，并在适当的细胞中增殖形成新 DNA 分子的过程。其基本过程包括目的基因的获取（分）、载体的选择与构建（选）、将目的基因与载体连接（接）、重组 DNA 转入受体细胞（转）、重组体的筛选与鉴定（筛）等步骤。重组 DNA 技术已在生物制药、疾病基因的发现与克隆、基因诊断与基因治疗等诸多领域得到了广泛应用。

强化训练

一、单项选择题

1. 蛋白质多肽链生物合成的直接模板是(　　)
   A. DNA 双链　　　　B. mRNA　　　　　　C. DNA 编码链　　　D. DNA 模板链
2. 起始密码是(　　)
   A. AUG　　　　　B. AGU　　　　　C. UAG　　　　D. GAU
3. 在蛋白质生物合成过程中，除需要 ATP 供能外，还需要的供能物质是(　　)
   A. CTP　　　　　B. UTP　　　　　C. GTP　　　　D. TTP
4. 蛋白质生物合成是(　　)
   A. 蛋白质水解的逆反应
   B. 肽键合成的化学反应
   C. 遗传信息的逆向传递
   D. 在核蛋白体上以 mRNA 为模板的多肽链合成过程
5. 蛋白质生物合成的方向是(　　)
   A. 由 mRNA 的 3′－末端向 5′－末端进行
   B. 可同时由 mRNA 的 3′－末端与 5′－末端方向进行
   C. 由肽链的 N 端向 C 端进行
   D. 由肽链的 C 端向 N 端进行
6. 关于翻译的叙述，不正确的是(　　)
   A. 原料是 20 种基本氨基酸
   B. 需要 mRNA、tRNA、rRNA 参与
   C. mRNA 是翻译的直接模板
   D. rRNA 是多肽链合成的场所（装配机）
7. 遗传密码的摆动性是(　　)
   A. 1 个氨基酸有两个或两个以上密码子
   B. 从低等生物到人类都用同一套遗传密码
   C. mRNA 上的密码子与 tRNA 反密码子应完全配对
   D. mRNA 上的密码子第 3 位碱基与 tRNA 反密码子第 1 位碱基不严格配对
8. 遗传密码子的简并性指(　　)
   A. 一些三联体密码子可缺少 1 个碱基
   B. 一些密码子适用于 1 种以上的氨基酸
   C. 1 种氨基酸具有 2 个或 2 个以上密码子
   D. 密码子中有许多稀有碱基

9. 原核生物中起始氨基酰 – tRNA 是( )
    A. fMet – tRNA^{fMet} B. Met – tRNA^{Met}
    C. Arg – tRNA^{Arg} D. leu – tRNA^{leu}

10. 与 mRNA 上 5′ – CGA – 3′密码子相应的 tRNA 反密码子（5′→3′）是( )
    A. CGA   B. ICG   C. CIG   D. GCI

11. tRNA 分子具有的结构特征是( )
    A. 密码环
    B. 有 5′ – 末端 CCA – OH
    C. 有反密码环和 5′ – 末端 CCA – OH
    D. 有 3′ – 末端 CCA – OH 和反密码环

12. 在蛋白质生物合成中催化氨基酸之间形成肽键的酶是( )
    A. 氨基酸合成酶   B. 羧基肽酶
    C. 转肽酶   D. 氨基肽酶

13. 原核生物翻译起始复合物有( )
    A. DNA 模板 + RNA + RNA 聚合酶
    B. 翻译起始因子 + 核糖体
    C. 核糖体 + fMet – tRNA^{fMet} + mRNA
    D. 核糖体 + 起始氨基 – tRNA

14. 催化氨基酸活化的酶是( )
    A. 氨基酸 – tRNA 转移酶   B. 氨基酰 – tRNA 合成酶
    C. 氨基肽酶   D. 氨基酸转移酶

15. 可识别蛋白质生物合成终止信号的因子是( )
    A. σ   B. RF   C. EF   D. IF

16. 关于多聚核蛋白体的叙述，错误的是( )
    A. 由多个核蛋白体串连于同一 mRNA 上形成
    B. 是串珠状结构
    C. 在 mRNA 上每隔 2~3 个密码即可串连一个核蛋白体
    D. 其意义在于使 mRNA 充分利用，加速蛋白质合成

17. 四环素的抗菌机理是( )
    A. 抑制翻译的终止   B. 抑制氨基酰 – tRNA 进入 A 位
    C. 结合小亚基，抑制转肽酶   D. 结合大亚基，使读码错误

18. 氯霉素抑制蛋白质合成，与其结合的是( )
    A. 真核生物核蛋白体小亚基   B. 原核生物核蛋白体小亚基
    C. 真核生物核蛋白体大亚基   D. 原核生物核蛋白体大亚基

19. 链霉素抑制蛋白质生物合成的抑制机制是( )
    A. 抑制转肽酶   B. 与原核生物核糖体大亚基结合
    C. 抑制核糖体移位   D. 与原核生物核糖体小亚基结合

20. 干扰素是（　　　）

    A. 真核细胞感染病毒后产生的一类具有抗病毒作用的蛋白质

    B. 白喉杆菌产生的毒蛋白

    C. 微生物产生的能杀灭细菌的物质

    D. 基因工程合成的物质

21. 下列不是遗传密码的是（　　　）

    A. TUG   B. UGA   C. UAG   D. UAA

22. 终止密码不包括（　　　）

    A. AUG   B. UGA   C. UAG   D. UAA

23. tRNA 中能携带氨基酸的部位是（　　　）

    A. $5' - P$ 末端   B. 反密码环

    C. DHU 环   D. $3'$ 末端 $- CCA - OH$

24. 能识别 mRNA 中的密码子 $5' - CAG - 3'$ 的反密码子为（　　　）

    A. $5' - TGC - 3'$ B. $5' - CUG - 3'$ C. $5' - UGC - 3'$ D. $5' - CGT - 3'$

25. 真核生物翻译起始中首先与核糖体小亚基结合的是（　　　）

    A. mRNA   B. $Met - tRNAi^{Met}$ C. $fMet - tRNA^{fMet}$ D. 起始密码

26. 与蛋白质生物合成过程中多肽延长无关的是（　　　）

    A. GTP   B. ATP   C. $EF - T$ D. 转肽酶

27. 肽链合成的起始因子是（　　　）

    A. $EF - G$ B. IF   C. RF   D. polyA

28. 原核生物新合成多肽链 N 端的第一位氨基酸为（　　　）

    A. 蛋氨酸   B. 赖氨酸   C. 甲酰蛋氨酸   D. 半胱氨酸

29. 蛋白质合成过程中每缩合一分子氨基酸需消耗的高能磷酸键的数目是（　　　）

    A. 1   B. 2   C. 3   D. 4

30. 终止密码有（　　　）

    A. 2 个   B. 1 个   C. 3 个   D. N 个

31. 原核生物蛋白质生物合成过程中，肽链延长所需要的能量来源于（　　　）

    A. ATP   B. GTP   C. CTP   D. UTP

32. 核糖体"受位"的功能是（　　　）

    A. 转肽   B. 催化肽键形成

    C. 接受肽酰 tRNA   D. 接受新进位的氨基酰 – tRNA

33. 蛋白质生物合成过程中，不需要消耗能量的步骤是（　　　）

    A. 起始阶段   B. 肽链延长   C. 终止阶段   D. 转肽

34. mRNA 能作为蛋白质合成的模板是由于（　　　）

    A. 具有密码子   B. 由 DNA 转录而来

    C. 具有反密码子   D. 具有大、小亚基

35. 反密码子存在于(　　)

    A. mRNA　　　　　B. tRNA　　　　　　C. rRNA　　　　　　D. DNA

36. 蛋白质生物合成的场所是(　　)

    A. 线粒体　　　　B. 高尔基体　　　　C. 内质网　　　　　D. 核糖体

37. 在蛋白质生物合成过程中，转运氨基酸的是(　　)

    A. tRNA　　　　　B. rRNA　　　　　　C. mRNA　　　　　D. 核糖体

38. 能将 DNA 的遗传信息传递给蛋白质的是(　　)

    A. DNA 本身　　　B. mRNA　　　　　C. tRNA　　　　　D. rRNA

39. 蛋白质生物合成中多肽链的排列顺序取决于(　　)

    A. 相应氨基酰 tRNA 合成酶的专一性

    B. 相应 tRNA 的专一性

    C. 相应 tRNA 上的反密码子

    D. 相应 mRNA 中核苷酸排列顺序

40. 镰刀形红细胞性贫血的致病机制是(　　)

    A. 缺乏叶酸

    B. 血红蛋白 β 链 N 末端缬氨酸变成了谷氨酸

    C. 血红蛋白 β 链基因中的 CTT 变成了 CAT

    D. 血红蛋白 β 链基因中的 CAT 变成了 CTT

二、判断题

1. 密码子在 mRNA 上的阅读方向是 $5' \to 3'$。(是□；否□)

2. 每一种氨基酸都有两种以上密码子。(是□；否□)

3. 一种 tRNA 只能识别一种密码子。(是□；否□)

4. 大肠杆菌的核糖体的小亚基必须在大亚基存在时，才能与 mRNA 结合。(是□；否□)

5. 大肠杆菌的核糖体的大亚基必须在小亚基存在时，才能与 mRNA 结合。(是□；否□)

6. 在大肠杆菌中，一种氨基酸只对应一种氨基酰 – tRNA 合成酶。(是□；否□)

7. 氨基酸活化时，在氨基酰 – tRNA 合成酶的催化下，由 ATP 供能，消耗一个高能磷酸键。(是□；否□)

8. 每种氨基酸只能有一种特定的 tRNA 与之对应。(是□；否□)

9. AUG 既可作为 fMet – tRNA^{fMet} 和 Met – tRNAi 的密码子，又可作为肽链内部 Met 的密码子。(是□；否□)

10. 核糖体的活性中心"A"和"P"位都主要在大亚基上。(是□；否□)

三、填空题

1. ＿＿＿＿＿＿是翻译的直接模板，但归根结底蛋白质的一级结构是由 ＿＿＿＿＿＿ 决定的。

2. 蛋白质生物合成体系由_____、_____、_____、_____和_____
五部分组成。

3. 遗传密码具有_____、_____、_____、_____和_____等特点。

4. 翻译时，模板的阅读方向是_____；所合成的肽链延伸方向是_____。

5. 翻译过程可分为_____、_____和_____3 大阶段，其中_____阶段是
翻译的核心环节，它又包括_____、_____和_____3 个循环的过程。

6. mRNA、tRNA 及 rRNA 在蛋白质生物合成过程中的作用依次是_____、
_____和_____。

7. 生物体内密码子共有_____个。

8. 终止密码有_____、_____和_____。

四、名词解释

1. 翻译

2. 核糖体循环

3. 反密码子

4. 多聚核糖体

5. 基因重组技术

6. 密码子

7. 摆动配对

五、问答题

1. 试述遗传密码的特点。

2. 论述蛋白质生物合成体系所包含的物质及其作用。

3. 试述 3 种 RNA 在蛋白质生物合成中的作用。

4. DNA 分子中的遗传信息是如何传递到蛋白质分子中的？

5. 简要叙述生物体内蛋白质的合成过程。

6. 1 分子 12 肽合成需要消耗多少高能磷酸键？

第十三章 肝的生物化学

知识结构

肝在物质代谢中的作用
- 肝在糖代谢中的作用
- 肝在脂质代谢中的作用
- 肝在蛋白质代谢中的作用
- 肝在维生素代谢中的作用
- 肝在激素代谢中的作用

肝的生物转化作用
- 生物转化概述
- 生物转化反应类型
- 生物转化的特点
- 生物转化的影响因素

胆汁酸代谢
- 胆汁
- 胆汁酸代谢

胆色素代谢与黄疸
- 胆红素的生成
- 胆红素在血中的运输
- 胆红素在肝中的转化
- 胆红素在肠道中的转化
- 血清胆红素与黄疸

学习目标

掌握肝在物质代谢中的特殊作用；肝的生物转化作用的概念、反应类型、特点及影响因素；胆红素在体内的正常代谢过程；黄疸的概念和分类。

熟悉胆汁酸的分类、功能及其代谢过程；胆色素的正常代谢。

了解肝脏结构与功能的关系；胆红素代谢障碍与黄疸的关系。

内容提要

1. 肝独特的结构和化学组成特点，赋予了肝多样的生物化学功能。

2. 肝不仅是多种物质的代谢中枢，而且还具有生物转化、分泌和排泄的功能。

3. 肝通过肝糖原的代谢以及糖异生作用来维持血糖浓度的相对稳定。

4. 肝能将胆固醇转化成胆汁酸，乳化脂质，促进其消化吸收；肝不仅是脂肪酸分解、合成和改造的主要场所，而且还是合成酮体和尿素的唯一场所。肝在胆固醇、磷脂以及脂蛋白的代谢中具有重要作用；肝的蛋白质代谢非常活跃。除 γ – 球蛋白外，几乎所有的血浆蛋白均在肝合成，肝还是合成血浆清蛋白的唯一场所。肝是除支链氨基酸外所有氨基酸代谢的主要场所，肠道腐败作用产生的氨和各组织氨基酸分解产生的氨在肝内经鸟氨酸循环合成尿素，是人体将有毒的氨转化为无毒的尿素的重要场所。

5. 肝在维生素的吸收、转化、储存、运输和代谢方面具有重要作用。

6. 肝是许多激素灭活的场所。

7. 肝是进行生物转化的重要场所，肝通过生物转化作用对脂溶性非营养物质进行转化，使其极性增强、水溶性增强，易于排出体外。

8. 生物转化分为两相反应：第一相反应包括氧化、还原、水解反应；第二相反应是结合反应。

9. 肝的生物转化作用受年龄、性别、营养、疾病、遗传、诱导物和抑制物的影响，并具有转化反应的连续性、多样性以及解毒与致毒双重性的特点。

10. 胆汁酸是胆汁的重要成分，它既能乳化脂质，促进脂质的消化吸收，又是胆固醇的主要排泄形式，还抑制胆固醇在胆汁中的析出。

11. 胆固醇在肝细胞内转化成初级胆汁酸，汇入胆汁，排入肠道。部分初级胆汁酸在肠道转化成次级胆汁酸。大部分胆汁酸经重吸收从肠道回到肝，汇入胆汁，形成肠 – 肝循环。

12. 胆色素是铁卟啉化合物在体内代谢的产物，胆色素有多种，主要是胆红素。衰老红细胞在单核 – 吞噬细胞系统内被破坏，释放出血红蛋白，并进一步降解释放出血红素。血红素经微粒体内的血红素加氧酶催化生成胆绿素，再还原生成游离胆红素。游离胆红素与清蛋白结合，运输到肝与葡萄糖醛酸结合生成胆红素二葡萄糖醛酸酯，即结合胆红素。结合胆红素经胆道排入肠腔，脱去葡萄糖醛酸，并被还原成胆素原。大部分胆素原随粪便排出，小部分重吸收，经门静脉回到肝，以原形汇入胆汁，再入肠道，形成胆素原的肠 - 肝循环。少量重吸收的胆素原经肾自尿中排出，称为尿胆素原，并被氧化成尿胆素。

13. 胆色素代谢障碍可出现黄疸，根据发病机制不同分为溶血性黄疸、肝细胞性黄疸和阻塞性黄疸，临床上可通过病史和血、尿、粪便检查进行鉴别。

强化训练

一、单项选择题

1. 体内有 "物质代谢中枢" 称号的器官是(　　)
    A. 心　　　　　　B. 脑　　　　　　C. 肝　　　　　　D. 脾

2. 下列物质中，只在肝脏中合成的物质是(　　)
    A. 血浆蛋白　　　B. 胆固醇　　　　C. 激素　　　　　D. 尿素

3. 下列物质中，只在肝脏中合成的蛋白质是(　　)
    A. β - 球蛋白　　B. α_1 - 球蛋白　　C. α_2 - 球蛋白　　D. 清蛋白

4. 正常人血浆中的 A/G 比值是(　　)
    A. <1　　　　　　B. 0.5 ~ 1.5　　　C. 1.5 ~ 2.5　　　D. 2.5 ~ 3.5

5. 关于肝脏的化学组成上的特点是(　　)
    A. 糖原含量高　　　　　　　　　B. 脂质含量高
    C. 蛋白质含量高　　　　　　　　D. 氨基酸含量高

6. 下列物质中，不能在肝脏中合成的是(　　)
    A. 生物素　　　　B. 胆固醇　　　　C. 磷脂　　　　　D. 脂肪酸

7. 肝脏在糖代谢中的突出作用是(　　)
    A. 使血糖浓度升高　　　　　　　B. 使血糖浓度降低
    C. 使血糖浓度维持相对恒定　　　D. 使血糖来源增多

8. 下面描述正确的是(　　)
    A. 脂肪酸的合成和分解的主要场所是肝脏
    B. 胆固醇酯是在肝脏中生成的
    C. 酮体在肝脏中分解
    D. 胆汁酸是在胆囊中生成的

9. 下列物质中，只在肝脏中生成的物质是(　　)
    A. 胆固醇　　　　B. 胆固醇酯　　　C. 脂肪　　　　　D. 酮体

10. 下面描述正确的是(　　)
    A. 凝血因子只在肝脏中合成
    B. 凝血酶原可在肝外合成

    C. 肝硬化患者常伴有 A/G 比值下降

    D. 纤维蛋白原可在肝外合成

11. 肝内胆固醇的主要去路是（　　）

    A. 转变为胆固醇酯　　　　　　　　B. 转变为肾上腺皮质激素

    C. 转变为 7 - 脱氢胆固醇　　　　　D. 转变为胆汁酸

12. 正常成人每天分泌的胆汁量是（　　）

    A. <300mL　　　B. 300～700mL　　　C. 700～1000mL　　　D. 1000～1400mL

13. 下列胆汁酸中，属于初级结合胆汁酸的是（　　）

    A. 牛磺鹅脱氧胆酸　　　　　　　　B. 牛磺脱氧胆酸

    C. 牛磺石胆酸　　　　　　　　　　D. 甘氨脱氧胆酸

14. 下列胆汁酸中，属于次级结合胆汁酸的是（　　）

    A. 牛磺胆酸　　　　　　　　　　　B. 甘氨脱氧胆酸

    C. 牛磺鹅脱氧胆酸　　　　　　　　D. 甘氨鹅脱氧胆酸

15. 关于次级胆汁酸的叙述中，正确的是（　　）

    A. 在肝内由初级游离胆汁酸转变生成

    B. 在肠内由初级结合胆汁酸转变生成

    C. 在肝内由初级结合胆汁酸转变生成

    D. 在肠内由胆固醇转变生成

16. 下列关于胆汁酸盐的叙述中，错误的是（　　）

    A. 能进入肠 - 肝循环

    B. 不足时可导致生物体脂溶性维生素缺乏

    C. 脂肪的乳化剂

    D. 由胆汁酸与钙离子结合而成

17. 肝胆汁和胆囊胆汁的主要区别在于（　　）

    A. 含水量　　　　　　　　　　　　B. 比重变化

    C. 黏蛋白含量　　　　　　　　　　D. 胆红素含量

18. 糖异生、酮体生成和尿素生成都可发生于（　　）

    A. 心　　　　　B. 脑　　　　　C. 肌肉　　　　　D. 肝

19. 存在于肝线粒体上的酶系是（　　）

    A. 糖酵解酶系　　　　　　　　　　B. 酮体生成酶系

    C. 磷酸戊糖途径酶系　　　　　　　D. 糖原分解酶系

20. 血氨升高的主要原因是（　　）

    A. 组织蛋白质分解过多　　　　　　B. 急性、慢性肾功能衰竭

    C. 肝功能障碍　　　　　　　　　　D. 便秘使肠道吸收氨过多

21. 胆汁中出现沉淀往往是由于（　　）

    A. 胆酸盐过多　　　　　　　　　　B. 胆固醇过多

    C. 磷脂酰胆碱过多　　　　　　　　D. 次级胆酸盐过多

22. 正常人血浆中没有( )
    A. 胆红素－清蛋白　　　　　　　B. 胆素原
    C. 游离胆红素　　　　　　　　　D. 胆素

23. 脂溶性的胆红素在肝中转变成水溶性的形式，主要是通过( )
    A. 与甲基结合　　　　　　　　　B. 与甘氨酸结合
    C. 与葡萄糖醛酸结合　　　　　　D. 与乙酰基结合

24. 在肝内形成的胆红素是( )
    A. 尿胆素　　　B. 未结合胆红素　　　C. 粪胆素　　　　　D. 结合胆红素

25. 下列关于结合胆红素的叙述中，错误的是( )
    A. 与重氮试剂直接反应　　　　　B. 水溶性大
    C. 主要是胆红素－葡萄糖醛酸二酯　D. 随尿液排出

26. 溶血性黄疸时不出现( )
    A. 粪便中胆素原增加　　　　　　B. 血液中未结合胆红素增加
    C. 尿中出现胆红素　　　　　　　D. 粪便颜色加深

27. 阻塞性黄疸时不出现( )
    A. 血液中未结合胆红素增加　　　B. 粪便颜色变浅
    C. 血液中结合胆红素增加　　　　D. 尿中胆素原减少

28. 生物转化过程中最主要的作用是( )
    A. 使非营养性物质极性改变，利于排泄
    B. 使毒物的毒性降低
    C. 使生物活性物质灭活
    D. 使某些药物药效更强或使某些毒物毒性增加

29. 生物转化作用最活跃的器官是( )
    A. 肾　　　　　B. 胃肠道　　　　　C. 肺　　　　　D. 肝

30. 肝中进行生物转化时活性葡萄糖醛酸基的供体是( )
    A. GA　　　　B. UDPG　　　　C. ADPGA　　　　D. UDPGA

31. 肝中进行生物转化时氧化反应进行的主要部位是( )
    A. 线粒体　　　B. 细胞液　　　C. 微粒体　　　　D. 细胞膜

32. 血中可能出现在尿中的胆红素是( )
    A. 结合胆红素　B. 未结合胆红素　C. 血胆红素　　D. 胆红素 Y－蛋白

33. 下列不属于胆色素的是( )
    A. 胆素　　　　B. 胆素原　　　C. 胆红素　　　　D. 血红素

34. 肝功能严重受损时不会出现( )
    A. 血氨升高　　　　　　　　　　B. 血中尿素减少
    C. 有出血倾向　　　　　　　　　D. 血中性激素水平减少

35. 不在肝脏合成的血浆蛋白是( )
    A. γ－球蛋白　　B. 凝血酶原　　　C. 清蛋白　　　　D. 纤维蛋白原

36. 参加肝脏生物转化结合反应的活性供体不包括(　　)
    A. 乙酰 CoA　　B. SAM　　　C. 丙氨酸　　　　D. UDPGA
37. 肝脏在脂代谢中的主要作用不包括(　　)
    A. 合成酮体　　B. 合成胆固醇　　C. 生成胆汁酸　　D. 氧化酮体
38. 以下不需要参与生物转化的物质是(　　)
    A. 药物、毒物　B. 食品防腐剂　　C. 各种营养物质　D. 胆红素
39. 肝脏生物转化作用的特点不包括(　　)
    A. 反应的连续性　　　　　　　B. 反应类型的多样性
    C. 解毒与致毒的双重性　　　　D. 只降低非营养物质的毒性
40. 下列胆汁酸属于初级游离胆汁酸的是(　　)
    A. 脱氧胆酸　　B. 石胆酸　　　C. 胆酸　　　　　D. 牛磺酸
41. 下列物质为次级游离胆汁酸的是(　　)
    A. 牛磺胆酸　　B. 甘氨胆酸　　C. 鹅脱氧胆酸　　D. 石胆酸
42. 肝脏清除胆固醇的主要方式是(　　)
    A. 将胆固醇转变为类固醇激素　B. 将胆固醇转变为胆汁酸
    C. 将胆固醇转变为维生素 K　　D. 将胆固醇转变为维生素 D
43. 下列关于游离胆红素的描述错误的是(　　)
    A. 游离胆红素可与清蛋白结合　B. 胆红素分子中含有葡萄糖醛酸基
    C. 游离胆红素不能随尿排出　　D. 游离胆红素与重氮试剂反应为间接反应
44. 下列关于结合胆红素的描述错误的是(　　)
    A. 能随尿排出　　　　　　　　B. 与重氮试剂反应直接阳性
    C. 能透过细胞膜，对脑组织有毒性　D. 又称直接胆红素
45. 构成粪便和尿液颜色的主要是(　　)
    A. 粪胆素和尿胆素　　　　　　B. 粪胆素原和尿胆素原
    C. 粪胆红素和尿胆红素　　　　D. 粪胆绿素和尿胆绿素

二、判断题

1. 次级胆汁酸是在肝内由初级游离胆汁酸转变生成的。(是□；否□)
2. 血浆清蛋白与胆红素结合有利于胆红素排出肝细胞进入胆汁。(是□；否□)
3. 肝细胞性黄疸时尿中可出现胆红素。(是□；否□)
4. 胆汁酸、尿素、胆色素都有肠 – 肝循环过程。(是□；否□)
5. 年龄、药物、肝功能及心脏功能都是影响生物转化的重要因素。(是□；否□)

三、填空题

1. 肝脏在组织结构上的特点有_____、_____和丰富的肝血窦等。
2. 与肝脏功能密切相关的亚细胞结构有_____、_____、内质网、核糖体、高尔基复合体和溶酶体。

3. 肝脏在组织化学上的特点是_____。

4. 肝脏在糖代谢中突出的作用是_____。

5. 肝脏在脂质的_____、_____和运输中起作用。

6. 肝脏在蛋白质代谢中的作用是合成_____、合成_____和分解氨基酸。

7. 肝脏在蛋白质合成中的 3 个特点是_____、_____和种类多。

8. 肝脏在维生素的_____、_____和转化等方面有重要作用。

9. 肝脏在激素代谢中的作用是_____。

10. 胆汁酸是由_____在肝内转化而来的，是肝脏清除_____的重要方式之一。

11. 根据胆汁酸的结构，可将其分为_____和_____。

12. 胆汁酸按其来源可分为_____和_____。

13. 初级游离胆汁酸主要包括_____和_____。

14. 初级结合胆汁酸主要是由胆酸和鹅脱氧胆酸与_____和_____结合的产物。

15. 次级游离胆汁酸主要包括_____和_____。

16. 胆色素包括_____、_____、胆素原和胆素。

17. 胆色素是_____在体内的主要分解产物。

18. 胆汁酸生成的主要限速酶是_____。

19. 体内铁卟啉化合物包括_____、肌红蛋白、过氧化物酶、过氧化氢酶和_____等。

20. 胆色素的正常代谢包括_____、_____、胆红素在肝细胞内的代谢和胆红素在肝外的代谢等步骤。

21. 体内胆红素分为_____和_____2 种类型。

22. 未结合胆红素又称为_____和_____等。

23. 结合胆红素又称为_____和_____等。

24. 根据发病原因，临床上可将黄疸分为_____、_____和肝细胞性黄疸 3 种类型。

25. 生物转化的主要反应类型可分为_____和_____。

26. 生物转化的第一相反应包括_____、还原反应和_____。

27. 生物转化的第二相反应为_____，大多与_____结合。

28. 生物转化的特点有_____和_____。

29. 影响生物转化的因素有_____、_____、疾病、诱导物和抑制物等。

四、名词解释

1. 胆汁酸

2. 初级胆汁酸

3. 次级胆汁酸

4. 胆汁酸的肠 – 肝循环

5. 胆色素

6. 结合胆红素

7. 未结合胆红素

8. 生物转化作用

9. 黄疸

10. 隐性黄疸

五、问答题

1. 何谓胆汁酸的"肠 – 肝循环"？

2. 胆汁酸"肠 – 肝循环"的生理意义是什么？

3. 生物转化的类型有哪些？

4. 何谓生物转化作用？其生理意义是什么？

5. 肝脏在糖代谢中的突出作用是什么？这种作用是通过什么机制实现的？

6. 简述生物转化的特点。

7. 胆色素包括哪些物质？其来源是什么？

8. 黄疸有几种类型？名称是什么？

9. 叙述胆汁酸的代谢过程。

10. 简述胆色素在体内的代谢过程。

11. 简述 3 种黄疸产生的原因及相应的血、尿、便检查变化。

12. 试比较未结合胆红素和结合胆红素。

13. 何谓胆素原的肠 – 肝循环？

14. 试解释阻塞性黄疸病人大便颜色变浅甚至呈陶土色的原因。

15. 根据你所学过的生物化学知识，阐述肝脏疾病引起肝性昏迷的原因。

第十四章　水和无机盐代谢

知识结构

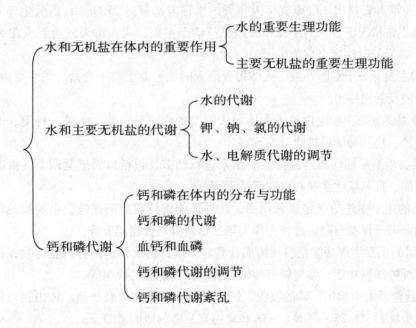

水和无机盐在体内的重要作用 {
水的重要生理功能
主要无机盐的重要生理功能
}

水和主要无机盐的代谢 {
水的代谢
钾、钠、氯的代谢
水、电解质代谢的调节
}

钙和磷代谢 {
钙和磷在体内的分布与功能
钙和磷的代谢
血钙和血磷
钙和磷代谢的调节
钙和磷代谢紊乱
}

学习目标

　　掌握体液的电解质分布特点；水和无机盐的生理功能；水的来源与去路；水和无机盐代谢的调节；钙磷代谢的调节。

　　熟悉体液的含量与分布；钠、钾、氯的代谢；钙和磷的生理功能、吸收与排泄；血钙与血磷。

　　了解体液的交换；钙和磷在体内的含量、分布。

内容提要

1. 水和无机盐是生物体的重要组成成分，也是构成体液的主要成分。

2. 体液中有无机物和有机物。无机物与部分以离子形式存在的有机物统称为电解质。葡萄糖、尿素等不能解离的有机物称为非电解质。水和无机盐代谢常被称为水、电解质平衡。

3. 水的主要生理功能有：是细胞和体液的重要组成部分，维持着组织的形态和功能；构成生化反应的良好环境，参与人体的新陈代谢；维持机体产热与散热的平衡，协助调节体温和润滑功能。水是维持人体正常代谢活动和生理功能的必需物质之一。

4. 无机盐的主要生理功能有：构成组织细胞成分；维持组织与体液间的渗透压和酸碱平衡；维持神经、肌肉组织正常的兴奋性（又称应激性）；调节机体正常的代谢。无机盐在体内需要量很小，却在机体内发挥着重要的作用。

5. 水的来源为饮水、食物含水和机体内物质代谢产生的水。水的去路为消化道、呼吸道、皮肤和肾排出。健康成年人每天的生理需水量是 2500mL，最低生理需水量是 1500mL。正常情况下，水的来源和去路保持动态平衡。成人每天尿量至少在 500mL 以上，低于 400mL 时临床上称为少尿。

6. 钠主要分布于细胞外液。人体每天摄入的钠主要来自于食盐，钠主要由肾排出，少量由汗液及粪便排出。

7. 钾主要分布在细胞内液。人体每天需要的钾来自蔬菜、水果、谷类、肉类等食物。钾经肾、皮肤和肠道排泄。

8. 水、电解质的代谢通过神经－激素进行调节，包括口渴感觉调节、排泄神经调节及醛固酮、抗利尿激素和心房肽等激素调节。

9. 钙的主要生理功能是成骨作用，此外还能维持膜的通透性，影响膜的转运；作为血浆凝血因子Ⅳ参与凝血过程；作为第二信使参与代谢调节等。

10. 磷的主要生理功能是参与构成骨骼、牙齿，组成含磷的有机化合物，构成细胞膜成分，维持细胞功能，参与调节酸碱平衡和体内能量的代谢等。

11. 膳食因素影响钙、磷的吸收。钙经肠道、肾脏和皮肤排泄。体内钙、磷代谢主要受甲状旁腺素、$1,25-(OH)_2-D_3$ 和降钙素三者的协同调节。

12. 钙、磷代谢紊乱会引起高钙血症、低钙血症、高钙尿症、高磷血症以及低磷血症等。

强化训练

一、单项选择题

1. 为了满足正常的生命活动的需要，正常成年人每天（24 小时）应该摄入的水量为（　　）

A. 500mL　　　B. 1000mL　　　C. 1300mL　　　D. 2500mL

2. 人体内的无机盐大多存在的状态是（　　）

A. 分子　　　B. 离子　　　C. 络合物　　　D. 与蛋白质结合

3. 下列选项中不属于 Na^+ 经人体而排出的途径有(　　)
   　　A. 皮肤　　　　　B. 肾脏　　　　　C. 大肠　　　　　D. 肺
4. 调节水和无机盐代谢的最高中枢是(　　)
   　　A. 垂体前叶　　　B. 大脑皮层　　　C. 下丘脑　　　　D. 垂体后叶
5. 下列对排尿的生理意义的叙述不正确的是(　　)
   　　A. 维持体内环境的相对稳定　　　　B. 排出细胞代谢的终产物
   　　C. 维持血浆和组织液的平衡　　　　D. 调节体内水分和无机盐的含量
6. 以下关于水和无机盐平衡及其调节的叙述正确的是(　　)
   　　A. 人体内水和无机盐平衡是神经调节和激素调节共同作用的结果
   　　B. 人在饮水不足时，抗利尿激素分泌减少，尿的排出量减少
   　　C. K^+ 在维持细胞外液渗透压上起到决定性作用
   　　D. 当血钾含量升高时，醛固酮分泌量增加，K^+ 的重吸收增加
7. 为了防止人在高温下剧烈劳动时出现肌肉疼挛，最好喝一些(　　)
   　　A. 糖水　　　　　B. 淡食盐水　　　C. 汽水　　　　　D. 纯净水
8. 与维生素 D 共同作用维持血钙水平的是(　　)
   　　A. 甲状腺素　　　B. 甲状旁腺素　　C. 胰岛素　　　　D. 肾上腺素
9. 成人每天最低尿量为(　　)
   　　A. 500mL　　　　B. 1000mL　　　　C. 1500mL　　　　D. 2000mL
10. 既能降低神经肌肉兴奋性，又能提高心肌兴奋性的离子是(　　)
    　　A. Na^+　　　　　B. K^+　　　　　C. OH^-　　　　D. Ca^{2+}
11. 下列不属于水的生理功能的是(　　)
    　　A. 运输物质　　　　　　　　　　　B. 参与化学反应
    　　C. 调节体温　　　　　　　　　　　D. 维持组织正常兴奋性
12. 不属于无机盐生理功能的是(　　)
    　　A. 维持酸碱平衡　　　　　　　　　B. 维持渗透压平衡
    　　C. 维持肠 – 肝循环　　　　　　　　D. 维持神经肌肉应激性
13. 下列为抑制 ADH 分泌的因素是(　　)
    　　A. 血容量减少　　　　　　　　　　B. 血液渗透压升高
    　　C. 脱水　　　　　　　　　　　　　D. 大量饮水
14. ADH 的主要生理功能是(　　)
    　　A. 提高肾小管对 K^+ 的重吸收　　　B. 调节水代谢的一种类固醇激素
    　　C. 促进肾小管对 Na^+ 的重吸收　　　D. 促进肾小管对水的重吸收
15. 醛固酮的主要作用是(　　)
    　　A. 促进肾远曲小管对 Na^+ 的重吸收
    　　B. 提高肾小管对 K^+ 的重吸收
    　　C. 它是由肾上腺髓质分泌的一种类固醇激素
    　　D. 促进糖异生作用

16. 引起手足抽搐的原因可能是血浆中(　　)
    A. 血液偏酸　　　　　　　　　　B. 蛋白结合钙浓度下降
    C. 离子钙浓度下降　　　　　　　　D. 离子钙浓度上升

17. 具有升血钙、降血磷作用的激素是(　　)
    A. $1,25-(OH)_2-D_3$　　　　　　B. 甲状腺素
    C. 甲状旁腺素　　　　　　　　　　D. 降钙素

18. 降低血钙和血磷的激素是(　　)
    A. 降钙素　　　B. 甲状腺素　　　C. 甲状旁腺素　　　D. 心钠素

19. 体内含量最多的无机盐是(　　)
    A. 钙、钾　　　B. 钠、钾　　　C. 钙、磷　　　D. 钾、氯

20. 下列有关 PTH 作用的说法不正确的是(　　)
    A. 升高血钙　　　　　　　　　　B. 降低血磷
    C. 减少血中 $1-\alpha-$羟化酶的活性　　D. 降低尿钙

21. 下列与钙、磷的吸收无直接关系的因素是(　　)
    A. CT　　　　　　　　　　　　　B. pH
    C. PTH　　　　　　　　　　　　D. $1,25-(OH)_2-D_3$

22. 下列不会引起神经肌肉应激性增强的因素是(　　)
    A. 血浆〔Ca^{2+}〕升高　　　　　B. 血浆〔K^+〕升高
    C. 血浆〔Ca^{2+}〕下降　　　　　D. 血浆〔Mg^{2+}〕下降

二、判断题

1. 无尿就是患者 24 小时没一滴尿。(是□；否□)

2. 随粪便排出的 K^+、Na^+ 都不是代谢活动产生的。(是□；否□)

3. 抗利尿激素的作用是促进肾小管和集合管对水分的重吸收。(是□；否□)

4. 血浆钙中非扩散钙与离子钙之间不能互相转化。(是□；否□)

5. 钙、磷代谢仅受降钙素的调节。(是□；否□)

三、填空题

1. 人体的内环境稳态是指机体在_____系统和_____的调节下，通过各个_____和_____的协调活动，共同维持的相对稳定状态。

2. 人体所需水的主要来源是_____，排出体内水的最主要途径是_____，排泄器官是_____，主要通过垂体后叶释放_____来调节其活动。

3. 人体内水和无机盐的平衡，是在_____调节和_____调节共同作用下，主要通过_____来完成的。

4. 正常成年人每天水的排出量和摄入量相等，都是_____L。这说明人体能够通过调节，使水的排出量和摄入量相适应，以保持机体的_____。

5. 血中钙和磷的相对稳定取决于_____和_____的钙、磷交换，即_____

和_____之间的相对平衡。

四、名词解释

1. 内生水
2. 钙、磷溶度积
3. 低钙血症

五、问答题

1. 简述水的重要生理功能。
2. 简述无机盐的重要生理功能。
3. 机体是如何调节水、电解质代谢平衡的？
4. 血钙的主要存在形式有哪些？调节血钙水平的激素有哪些？
5. 简述调节钙、磷代谢的主要因素及其调节机制。
6. 简述体内水的来源和去路。

第十五章 酸碱平衡

知识结构

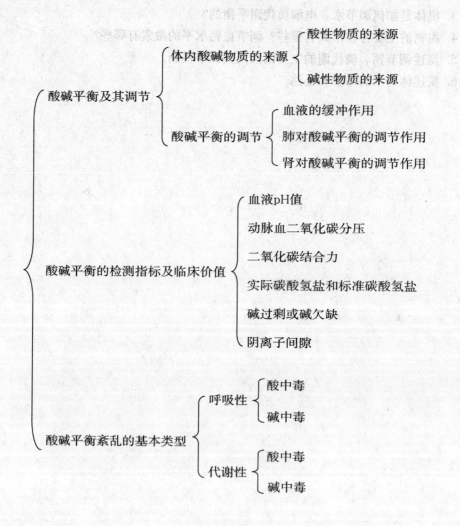

学习目标

掌握酸碱平衡、挥发性酸、固定酸的概念；体内酸性和碱性物质的来源；

血液缓冲体系、肺及肾脏在酸碱平衡调节中的作用。

熟悉酸碱平衡失常的基本类型。

了解判断酸碱平衡紊乱的常用生化指标及临床价值。

内容提要

1. 机体通过一系列的调节机构，处理酸性或碱性物质的含量与比例，使体液 pH 值维持在一定范围内的过程，称为酸碱平衡。

2. 体液的 pH 值能维持在一个相对稳定的范围内，主要依靠三个方面的调节：①血液的缓冲作用。②肺脏的调节作用。③肾脏的排泄和重吸收作用。

3. 体内的酸性物质主要来源于糖、脂类及蛋白质在分解代谢过程中产生的挥发性酸和固定酸，故把以糖、脂肪、蛋白质为主要成分的食物称为成酸性食物。

4. 碱性物质主要来自摄入的蔬菜、瓜果，这些食物中含有大量的有机酸钾盐、钠盐，在体内代谢使体液中的 $NaHCO_3$ 和 $KHCO_3$ 增多，故把蔬菜、瓜果称为成碱性食物。

5. 血液缓冲体系分血浆缓冲系统和红细胞缓冲系统。血浆中以碳酸氢盐缓冲体系为主，红细胞中以血红蛋白（$K-Hb/H-Hb$ 及 $K-HbO_2/H-HbO_2$）缓冲体系为主。进入血液的固定酸或固定碱，主要被碳酸氢盐缓冲体系所缓冲；挥发酸主要由血红蛋白缓冲体系进行缓冲。

6. 血浆中的 pH 值主要取决于 $[NaHCO_3/H_2CO_3]$ 的比值，只要 $NaHCO_3$ 与 H_2CO_3 浓度之比是 20/1，血浆中的 pH 值即可维持在 7.40。若任何一方的浓度发生改变，另一方则作相应的等比变化，维持 20/1 的比值，则血浆 pH 值仍为 7.40。当比值发生改变时，血浆 pH 值亦随之改变。

7. 肺主要通过呼出 CO_2 的量来调控血浆中 H_2CO_3 的浓度，以维持体内酸碱平衡的稳定。

8. 肾脏对酸碱平衡的调节主要是通过排出机体在代谢过程中产生过多的酸或碱，调节血中 $NaHCO_3$ 的浓度，维持 $[NaHCO_3/H_2CO_3]$ 的比值正常，从而维持血液 pH 值的恒定。当血浆中 $NaHCO_3$ 浓度升高时，肾脏则减少对 $NaHCO_3$ 的重吸收，并排出多余的碱性物质，使血浆中的 $NaHCO_3$ 浓度维持在正常范围；当血浆中 $NaHCO_3$ 浓度降低时，肾则加强对 $NaHCO_3$ 的重吸收和排酸作用，以恢复血浆中的 $NaHCO_3$ 的正常浓度。肾脏主要通过肾小管细胞对 $NaHCO_3$ 的重吸收、尿液的酸化及泌 NH_3 作用实现对酸碱平衡的调节。

9. 判断酸碱平衡是否失常的生化指标有：血液 pH 值、动脉血二氧化碳分压、二氧化碳结合力（CO_2-CP）、实际碳酸氢盐（AB）与标准碳酸氢盐（SB）、碱过剩（BE）或碱欠缺（BD）、阴离子间隙等，可根据疾病表现，结合检测指标变化来分析诊断疾病。

10. 各种因素导致 $NaHCO_3$ 与 H_2CO_3 含量及比值改变，即会发生酸碱平衡紊乱。引起酸碱平衡紊乱的常见原因有：①体内酸性或碱性物质过多或不足，超出了机体的调节能力。②调节器官功能障碍（肺或肾脏疾病）。③电解质代谢异常等。

11. 酸碱平衡紊乱的基本类型有：代谢性酸中毒、代谢性碱中毒、呼吸性酸中毒、呼吸性碱中毒。

12. 各种原因导致血浆中 $NaHCO_3$ 含量原发性的减少（例如固定酸产生过多、肾脏排酸障碍、碱性物质过多丢失等），引起代谢性酸中毒。其特点是血浆 $NaHCO_3$ 含量原发性降低，血浆 H_2CO_3 浓度稍有降低（继发性）。

13. 各种原因导致的血浆 $NaHCO_3$ 浓度原发性增多可引起代谢性碱中毒。其特点是血浆 $NaHCO_3$ 浓度升高，血浆 H_2CO_3 含量代偿性升高。

14. 呼吸性酸中毒是由于各种原因导致肺泡通气不畅，CO_2 排除障碍，使血浆 H_2CO_3 浓度原发性的升高。其特点是血浆 $PaCO_2$ 和 H_2CO_3 浓度原发性升高，血浆 $NaHCO_3$ 含量代偿性升高。

15. 呼吸性碱中毒临床上较少见。它是由各种原因引起肺换气过度，CO_2 呼出过多，使血浆 H_2CO_3 含量原发性降低。其特点是血浆 $PaCO_2$ 和 H_2CO_3 浓度原发性降低，血浆 $NaHCO_3$ 含量代偿性降低。

强化训练

一、单项选择题

1. 人体内的挥发性酸是（　　）
   A. 盐酸　　　　　B. 碳酸　　　　　C. 尿酸　　　　　D. 硫酸

2. 正常膳食时，人体每日代谢产生最多的酸是（　　）
   A. 磷酸　　　　　B. 碳酸　　　　　C. 丁酸　　　　　D. 乳酸

3. 下列不能从肾脏排泄的酸性物质是（　　）
   A. 盐酸　　　　　B. 碳酸　　　　　C. 尿酸　　　　　D. 硫酸

4. 正常人血浆中 $NaHCO_3/H_2CO_3$ 比值为（　　）
   A. 10/1　　　　B. 15/1　　　　C. 20/1　　　　D. 25/1

5. 碱储习惯上指的是血浆中的（　　）
   A. $KHCO_3$　　　B. $NaHCO_3$　　　C. Na_2HPO_4　　　D. NaH_2PO_4

6. 临床上最常见的酸碱平衡紊乱类型是（　　）
   A. 代谢性酸中毒　　　　　　　　B. 呼吸性酸中毒
   C. 代谢性碱中毒　　　　　　　　D. 呼吸性碱中毒

7. 血浆缓冲体系中缓冲能力最强的是（　　）
   A. $NaHCO_3/H_2CO_3$　　　　　　B. Na_2HPO_4/NaH_2PO_4
   C. $Na-Pr/H-Pr$　　　　　　　　D. $K-Hb/H-Hb$

8. 肾小管内氨的主要来源是（　　）
   A. 谷氨酸脱氨　　B. 谷氨酰胺水解　　C. 尿素水解　　　D. 肾小管代谢

9. 肺在维持酸碱平衡中的作用是( )

    A. 调节 CO_2 排出量，维持血浆中 H_2CO_3 浓度

    B. 调节 $NaHCO_3$ 的含量

    C. 调节体内固定酸的含量

    D. 调节 Na_2HPO_4 的含量

10. 调节酸碱平衡作用最强而持久的方式是( )

    A. 血液的缓冲作用   B. 肺的调节作用

    C. 肾脏的排酸保碱作用   D. 细胞的缓冲作用

11. 血浆 $NaHCO_3$ 原发性降低导致 $[NaHCO_3] / [H_2CO_3] < 20/1$，可能发生酸碱平衡失常的类型是( )

    A. 呼吸性酸中毒   B. 代谢性酸中毒

    C. 呼吸性碱中毒   D. 代谢性碱中毒

12. 代谢性酸中毒时，体内排酸保碱的最主要措施是( )

    A. 肺大量呼出 CO_2

    B. 肺呼出 CO_2 减少

    C. 肾 $H^+ - Na^+$ 交换及泌 NH_3 作用增强

    D. 肾 $K^+ - Na^+$ 交换增强

二、判断题

1. 失代偿性代谢性酸中毒时，血浆 pH 值降低，$PaCO_2$ 降低，$CO_2 - CP$ 降低。（是□；否□）

2. 当固定酸进入血液后，主要由血红蛋白缓冲体系参与缓冲。（是□；否□）

3. 蔬菜和水果是成碱性食物。（是□；否□）

4. 肾脏主要是通过 $NaHCO_3$ 的重吸收、尿液的酸化、泌 NH_3 方式实现排酸保碱作用，以维持体内酸碱平衡的稳定。（是□；否□）

5. 血液缓冲系统在维持机体酸碱平衡稳定中起决定性的作用。（是□；否□）

三、填空题

1. 体内酸性物质主要来源于以_____、_____和_____为主要成分的食物。

2. 碱性物质主要来源于_____和_____在体内代谢产生。

3. 机体调节酸碱平衡的方式有_____、_____和_____。

4. 肺主要是通过排出_____的量，调节血浆中_____的含量，以维持血液 pH 值的恒定。

5. 肾对酸碱平衡的调节主要是通过_____、_____和_____ 3 种方式来实现的，目的是排出过多的_____和重吸收_____来维持 $NaHCO_3/H_2CO_3$ 的比值。

6. 糖、脂肪和蛋白质在体内分解可产生 2 种酸，即_____和_____。

7. 正常人血液 pH 值维持在_____和_____之间。

8. 严重呕吐可发生_____中毒；严重腹泻可发生_____中毒。

9. 肾小管的"三泌"作用是_____、_____和_____，其功用是换回_____。

10. 酸碱平衡紊乱的基本类型有_____、_____、_____和_____。

四、名词解释

1. 酸碱平衡
2. 挥发酸
3. 固定酸
4. 代谢性酸中毒

五、问答题

1. 严重腹泻会引起何种类型的酸碱平衡紊乱？肺和肾脏如何进行调节？
2. 简述机体调节酸碱平衡的三大体系。

参考答案

第一章 绪 论

一、单项选择题

1. B　2. B　3. C　4. A　5. D　6. C　7. C　8. B　9. B　10. B　11. C　12. A　13. D
14. D　15. D

二、判断题

1. 否　2. 否　3. 是　4. 否　5. 否　6. 否　7. 是　8. 是

三、填空题

1. 叙述生物化学；动态生物化学；分子生物学

2. 基因矫正；基因置换；基因增补；基因沉默

3. 合成代谢；分解代谢；物质互变；代谢调控；能量代谢

4. 核酸；蛋白质；脂质；糖类

四、名词解释

1. 生物化学：是研究生物体的化学本质及物质代谢规律的科学，即生命的化学。

2. 生物大分子：是生物进化过程中形成的生物所特有的大而复杂的有机分子，包括核酸、蛋白质、脂质和糖类等。

3. 中间代谢过程：是在细胞内进行的最为复杂的化学变化过程，包括合成代谢、分解代谢、物质互变、代谢调控、能量代谢几个方面的内容。

4. 构件分子：是构成生物大分子的基本单位。

5. 基因治疗：是以改变人的遗传物质为基础的生物医学治疗方法，即将人体正常基因或有治疗作用的 DNA 片段导入人体靶细胞的治疗方法。

五、问答题

1. 人体主要由哪些物质构成？其百分比例各为多少？

答：人体的物质组成主要有蛋白质、核酸、糖类、脂质以及水、无机盐等。其中含量最多的是水，占体重的 55% ~67%；其次是蛋白质，占体重的 15% ~18%。脂质占体重的 10% ~15%，无机盐占体重的 3% ~4%，核酸约占体重的 2%，糖类占体重的 1% ~2%。

2. 叙述生物化学阶段的重要成果有哪些?

答：①对糖类、脂质及氨基酸的性质进行了较为系统的研究。②发现了核酸。③从血液中分离出了血红蛋白。④证实了相邻氨基酸之间肽键的形成。⑤化学合成了简单的多肽。⑥发现酵母发酵产生醇和二氧化碳，为酶学的研究奠定了基础。

3. 动态生物化学阶段的重要成果有哪些?

答：①发现了人类必需氨基酸、必需脂肪酸及多种维生素。②发现并分离出了多种激素，有的激素获得了人工合成。③认识了酶的化学本质是蛋白质，结晶体制备获得成功。④用分析化学和同位素示踪技术基本确定了体内主要物质的代谢途径，例如糖代谢途径的酶促反应过程、尿素的合成途径、三羧酸循环和脂肪酸 β - 氧化过程等。⑤提出了生物能量代谢过程中的 ATP 循环学说。

4. 近代生物化学发展史上，我国科学家的突出贡献有哪些?

答：早期我国生物化学家吴宪在临床生物化学，尤其是血液分析、气体与电解质平衡、蛋白质化学，特别是蛋白质变性理论、氨基酸代谢和营养学等领域研究方面作出了杰出贡献。新中国成立后我国生物化学也得到迅速发展，1965 年我国科学家首先采用人工方法合成了具有生物活性的结晶牛胰岛素，1981 年又成功地合成了酵母丙氨酰 - tRNA，人类基因组计划中也有我国科学家的贡献。

第二章 核酸化学

一、单项选择题

1. C 2. B 3. C 4. D 5. B 6. A 7. D 8. C 9. A 10. D 11. C 12. B 13. A
14. C 15. C 16. D 17. A 18. D 19. B 20. A 21. B 22. D 23. A 24. A 25. C
26. B 27. B 28. B 29. B 30. B 31. B 32. A 33. D 34. A

二、判断题

1. 否 2. 是 3. 是 4. 否 5. 是 6. 是 7. 否 8. 是 9. 否 10. 否

三、填空题

1. 核苷酸；3′,5′ - 磷酸二酯键

2. A；G；C；T

3. 断裂；增高；降低

4. 核糖；脱氧核糖；DNA；RNA

5. mRNA；tRNA；rRNA

6. 双螺旋；三叶草型

7. 碱基堆积力；氢键

8. 0.53；0.25

9. 2；3.4；10

10. 外；内

11. 核糖；磷酸；A；G；C；U

12. 内含子；外显子

13. 核小体

14. cGMP

15. 260

16. 基因矫正；基因置换；基因增补；基因沉默

17. 结构基因组学；功能基因组学；比较基因组学

四、名词解释

1. 核酸：由许多单核苷酸通过 3′,5′-磷酸二酯键连接而成的生物高分子化合物，分为 DNA 和 RNA 2 大类。

2. DNA 的二级结构：在 DNA 分子中两条多核苷酸链通过碱基之间的氢键联系在一起，并形成双螺旋结构。

3. 碱基互补配对规则：在 DNA 分子中，两条多核苷酸链通过碱基之间的氢键联系在一起，且必定是 A-T、G-C 配对，这种 A-T、G-C 配对的规律称为碱基互补配对规则。

4. 核酸变性：天然 DNA 在某些理化因素作用下，双链的互补碱基之间的氢键断裂，双螺旋结构松散成为单链的现象即为核酸变性。

5. T_m值：加热变性时，当双链 DNA 分子被解开一半时的温度，或者说达到最大吸收值一半时的温度，称为变性温度、熔点温度或熔解温度。

6. 增色效应：当 DNA 分子从双螺旋结构变为单链状态时，碱基对暴露而导致在 260nm 处的紫外吸收值增高，称为增色效应。

7. 核酸分子杂交：在 DNA 变性后的复性过程中，不同来源的核酸链如果存在互补碱基序列，则易形成互补杂交双链，这种杂化双链可以在不同的 DNA 与 DNA 分子之间，也可以在 DNA 和 RNA 分子之间，或 RNA 与 RNA 分子之间形成，这一过程称为核酸分子杂交。

8. DNA 的三级结构：是指 DNA 在双螺旋结构基础上进一步扭曲或再螺旋形成的空间构象。原核生物 DNA 的三级结构一般形成超螺旋，真核生物的双链线状 DNA 通常与蛋白质结合，形成染色体。

9. 核小体：是由 DNA 双螺旋缠绕在组蛋白八聚体上形成的。每个核小体分为核心颗粒和连接区 2 部分，核心颗粒是 146bp 长的双螺旋 DNA 在组蛋白八聚体上缠绕 1.75 圈，其中组蛋白八聚体是由 H2A、H2B、H3 和 H4 各 2 分子组成。

10. 核酸复性：变性 DNA 在适当的条件下，两条彼此分开的单链可以重新缔合成为双螺旋结构，这一过程称为核酸复性。核酸复性后，一系列性质将得到恢复，但是生物活性一般只能得到部分的恢复。

11. 3′,5′-磷酸二酯键：即一个核苷酸 C 3′上的羟基与另一核苷酸 C 5′上的磷酸脱水缩合形成的酯键，称为 3′,5′-磷酸二酯键。

12. 基因：基因是具有遗传效应的 DNA 片段，是遗传物质的结构和功能单位。

13. 外显子：结构基因中具有表达活性的编码序列称为外显子。

14. 内含子：结构基因中无表达活性、不能编码相应氨基酸的序列称为内含子。

五、问答题

1. 阐述 DNA 一、二、三级结构的结构特点。

答：DNA 一级结构：2 条多核苷酸链通过配对的碱基之间的氢键联系在一起。

DNA 二级结构：是双螺旋结构，主要包括：①DNA 分子由两条反向平行的多核苷酸链围绕同一中心轴构成右手双螺旋结构。螺旋表面有深沟和浅沟。②磷酸与脱氧核糖在外侧，彼此之间通过磷酸二酯键连接，形成 DNA 的骨架。嘌呤碱和嘧啶碱层叠于螺旋内侧，碱基平面与螺旋纵轴垂直，上下碱基平面之间的距离为 0.34nm。糖环平面与中心轴平行。③两条链间借嘌呤与嘧啶之间的氢键相连，匹配成对。碱基配对遵守 A 与 T、G 与 C 配对原则。A 与 T 之间形成 2 个氢键；G 与 C 之间形成 3 个氢键。④双螺旋的直径为 2nm，沿中心轴每旋转一圈有 10 个核苷酸，螺距为 3.4nm。⑤稳定双螺旋结构的主要作用力是氢键和碱基堆积力。横向作用力主要是碱基对之间的氢键，纵向作用力主要是碱基堆积力。

DNA 三级结构：是指 DNA 在双螺旋结构基础上进一步扭曲或再螺旋形成的空间构象。原核生物 DNA 的三级结构一般形成超螺旋，真核生物的双链线状 DNA 通常与蛋白质结合，形成染色体。

2. 阐述 tRNA 一、二、三级结构的结构特点。

答：tRNA 的一级结构为单链，是细胞内分子量较小的 RNA，一般由 74 到 95 个核苷酸组成。

tRNA 的二级结构呈三叶草型，是由氨基酸臂、二氢尿嘧啶环（DHU 环）、反密码环、额外环和 TψC 环等五部分组成。

tRNA 三级结构呈倒"L"型。三级结构是 tRNA 的有效形式。倒"L"结构中一横的端点上是 3′－末端－CCA－OH，是结合氨基酸的部位；一竖的端点上是反密码环。

3. 阐述核酸变性的原理，引起核酸变性的主要因素及变性后其理化性质的改变。

答：核酸变性是指核酸氢键断裂、螺旋松散、空间结构破坏，生物活性丧失的现象。引起核酸变性的因素很多，例如加热、强酸、强碱、乙醇、尿素及酰胺等试剂。变性后双螺旋结构遭到破坏，呈单股无规则线团状结构。此时 DNA 的黏度下降、对紫外光的吸收增加。这种增加现象，一般认为是由于双螺旋结构解开，使原来紧密结合、重叠和积压在双螺旋内侧的碱基呈自由暴露状态而引起的紫外吸收值增加。

4. 阐述核酸复性的原理，及复性后的理化性质的改变。

答：变性核酸在适当的条件下，两条彼此分开的单链可以重新缔合成为双螺旋结构，这一过程称为核酸复性。核酸复性后，一系列性质将得到恢复，但是生物活性一般只能得到部分的恢复。

5. 阐述核酸分子杂交的原理和应用价值。

答：核酸分子杂交是不同来源的 DNA 分子或 RNA 分子放在一起热变性，然后慢慢冷却使其复性，若这些异源 DNA 或 RNA 分子之间有互补或部分互补序列，则复性时会形成杂交分子。核酸分子杂交广泛用于基因组研究、遗传病检测、刑事案件侦破及亲子鉴定、法医鉴定等领域。

第三章 蛋白质化学

一、单项选择题

1. A　2. B　3. D　4. C　5. C　6. A　7. B　8. A　9. A　10. C　11. A　12. D　13. A
14. A　15. C　16. C　17. D　18. D　19. C　20. A　21. B　22. B　23. D　24. D　25. D
26. A　27. C　28. C　29. C　30. D　31. A　32. C　33. A　34. B　35. B

二、判断题

1. 否　2. 是　3. 否　4. 否　5. 否　6. 否　7. 是　8. 是

三、填空题

1. C；H；O；N；S

2. 氨基酸；20 种

3. 16%；蛋白质

4. 非极性疏水氨基酸；极性中性氨基酸；酸性氨基酸；碱性氨基酸

5. 水化膜；同种电荷

6. 氨基酸；肽键；肽

7. 羧基；氨基

8. 空间结构；次级

9. α－螺旋；β－折叠

10. 负；正

11. 精氨酸；赖氨酸；组氨酸；谷氨酸；天冬氨酸

12. L－；脯氨酸

13. 氨基酸；肽键

14. 负；正

四、名词解释

1. 肽键：是由一个氨基酸的 α－氨基和另一个氨基酸的 α－羧基脱水缩合形成的酰胺键。

2. 肽：是氨基酸通过肽键连接形成的化合物。

3. 亚基：是具有四级结构的蛋白质中，每条具有独立三级结构的多肽链。

4. 蛋白质变性：指在某些理化因素的作用下，蛋白质的空间结构遭受破坏，从而导致其理化性质的改变和生物学活性丧失的现象。

5. 等电点（pI）：当溶液处于某一 pH 值时，蛋白质分子所带的正、负电荷相等，呈兼性离子状态，净电荷为零，此时溶液的 pH 值称为该蛋白质的等电点（pI）。

6. 分子病：是由于遗传物质脱氧核糖核酸（DNA）缺陷，致使体内某种蛋白质一级结构中的关键氨基酸缺失或被替代，导致该蛋白质功能发生异常，从而引起的一类疾病。

7. 蛋白质一级结构：蛋白质分子中氨基酸残基的组成和排列顺序称为蛋白质的一

级结构。

8. 蛋白质二级结构：是指蛋白质分子中局部肽链主链骨架原子的相对空间排列（主链构象），并不涉及氨基酸残基侧链的构象。

9. 蛋白质三级结构：是指整条多肽链中所有原子在三维空间的排布位置，包括主链构象和侧链构象，是在主链构象的基础上，由于侧链基团的相互作用，进一步折叠盘曲构成。

10. 蛋白质四级结构：由两条或两条以上的具有独立三级结构的多肽链相互作用，经非共价键连接成特定的空间构象，称为蛋白质的四级结构。

11. 模体：在许多蛋白质分子中，可发现两个或两个以上具有二级结构的肽链，在空间上相互接近，形成一个有特殊生理学功能的空间构象，称为模体。

12. 氮平衡：测定摄入食物中的含氮量与尿、粪等排出物中含氮量，通过对比两者的关系，反映机体内蛋白质的代谢概况。

13. 氮总平衡：摄入氮量等于排出氮量，表示体内蛋白质的合成量与分解量相当。蛋白质的摄入量能满足机体的需要，见于正常成人。

14. 氮正平衡：摄入氮量大于排出氮量，表示体内蛋白质的合成量大于分解量。常见于儿童、孕妇、哺乳期妇女及恢复期的病人。

15. 氮负平衡：摄入氮量小于排出氮量，表示体内蛋白质的合成量小于分解量。反映膳食中蛋白质的质量欠佳或量不足，多见于营养不良和消耗性疾病患者。

16. 必需氨基酸：有八种氨基酸人体不能合成，必须由食物供给，这八种氨基酸称为营养必需氨基酸，包括赖氨酸、色氨酸、苯丙氨酸、蛋氨酸、苏氨酸、缬氨酸、异亮氨酸和亮氨酸。

17. 非必需氨基酸：可以在体内合成，不一定由食物供给的氨基酸称为非必需氨基酸。

18. 蛋白质营养互补作用：把几种营养价值较低的蛋白质混合食用，以提高食物蛋白质的营养价值，称为蛋白质的互补作用，其实质是必需氨基酸的相互补充。

五、问答题

1. 何谓蛋白质的两性电离？

答：蛋白质是两性电解质。在蛋白质分子中可解离的基团，除在每条肽链上的氨基末端和羧基末端外，还有肽链侧链上那些可解离的基团。蛋白质分子在溶液中是解离成正离子还是解离成负离子，既取决于其分子上酸性基团和碱性基团的多少以及两者的相对比例，同时还受该溶液 pH 值的影响。在酸性较强的溶液中，酸性基团解离被抑制，则蛋白质分子解离成正离子，带正电荷；在碱性较强的溶液中，碱性基团解离被抑制，则蛋白质分子解离成负离子，带负电荷。这种现象称为蛋白质的两性电离。

2. 什么是蛋白质的二级结构？它主要有哪几种？

答：蛋白质的二级结构即指某一段肽链中主链骨架原子的相对空间构象，尤其是那些有规律的周期性结构，其中一些非常稳定，而且在蛋白质中广泛存在。常见二级结构包括 α - 螺旋、β - 折叠、β - 转角和无规卷曲等类型。

3. 试比较蛋白质的沉淀与变性。

答：蛋白质的变性与沉淀的区别是：变性强调蛋白质的空间构象被破坏，理化性质的改变和生物学活性丧失，但不一定沉淀；沉淀强调胶体溶液稳定因素被破坏，构象不一定改变，活性也不一定丧失，所以不一定变性。

4. 蛋白质的一、二、三、四级结构及其维持各级结构的作用力（或键）是什么？

答：蛋白质的一级结构是指蛋白质分子内氨基酸以肽键连接的排列顺序。蛋白质的二级结构是指多肽链主链原子的相对空间排布，α－螺旋结构和β－折叠结构都属于二级结构。多肽链在二级结构基础上进一步折叠盘曲形成蛋白质的三级结构。两个或两个以上具有独立三级结构的多肽链（亚基）相互作用，借次级键相连构成特定的空间构象，即为蛋白质的四级结构。一种蛋白质中亚基的结构可以相同，也可以不同，单独一个亚基无生物活性。维持蛋白质一级结构的作用力是肽键，有些尚含二硫键；维持二级结构的作用力是氢键；维持三、四级结构稳定的次级键是氢键、二硫键、疏水键、盐键等非共价键和范德华力。

5. 蛋白质变性理论在临床上有何指导意义？

答：蛋白质变性理论广泛用于临床和人类生活。有以下几个方面意义：①指导消毒、灭菌：细菌、病毒经变性因素作用（如加热、加酸、紫外线照射等），因蛋白质变性而灭活（灭菌、消毒）。②指导蛋白质制剂保存和使用：防止蛋白质变性是有效保存蛋白质制剂（如疫苗等）的必要条件；给病人使用生物制剂时应避免其变性。③指导烹饪：鸡蛋、肉类等经加热后蛋白质变性，更易消化吸收。④指导生物标本固定、保存、防腐。⑤指导临床检验：如尿蛋白测定。⑥指导临床治疗：如用激光烧灼治腋臭。

6. 用新鲜蛋清抢救误服重金属盐的患者的生物化学机理是什么？

答：用新鲜蛋清抢救误服重金属盐的患者的目的是让进入患者胃内的重金属盐尽快排出体外，减少人体对重金属盐的吸收和避免重金属盐对消化道的伤害。因为新鲜蛋清中的大量蛋白质可与重金属盐结合形成难溶性蛋白重金属盐的复合物而沉淀下来，这时给予催吐，就可将患者胃内重金属盐及时排出体外。

7. 为何组成蛋白质的氨基酸只有 20 种，而蛋白质却种类繁多？

答：因为各种蛋白质所含的构件单位——氨基酸的种类、数目、比例、排列顺序和组合方式不同，故 20 种氨基酸可构成种类繁多、结构各异的蛋白质分子。

8. 给患者输氨基酸溶液时，哪几种氨基酸是不能缺少的？

答：构成人体蛋白质的氨基酸有 20 种，其中有 8 种氨基酸为必需氨基酸，包括赖氨酸、色氨酸、苯丙氨酸、蛋氨酸、苏氨酸、缬氨酸、异亮氨酸及亮氨酸，这 8 种氨基酸也称必需氨基酸。给患者输氨基酸溶液时这 8 种氨基酸是必不可少的，对于婴儿还要加上组氨酸。

9. 不法分子向牛奶中掺入三聚氰胺是钻了蛋白质检测方法的什么空子？长期摄入二聚氰胺有何危害？

答：牛奶中蛋白质含量的高低是评价牛奶品质优劣的重要指标，而牛奶中蛋白质种类繁多，加之蛋白质属生物大分子，结构复杂，检测时不能直接测定所有蛋白质的量，只能测定样品中氮的含量，通过以下公式推算生物样品中蛋白质的含量，即每克样品含氮克数 ×6.25×100＝100g 样品中蛋白质含量。三聚氰胺（$C_3N_6H_6$）是一种以尿素为原料生产的氮杂环有机化合物，主要用于木材加工、塑料、涂料、造纸、纺织、皮革、电气等行业。三聚氰胺不是蛋白质，但含氮量高，不法分子将其用作食品添加剂以提高食品检测中的蛋白质含量指标。经实验证明，动物长期摄入三聚氰胺会造成生殖、泌尿系统的损害，导致膀胱、肾部结石等。

第四章　维　生　素

一、单项选择题

1. C　2. D　3. B　4. B　5. A　6. A　7. C　8. A　9. C　10. C　11. A　12. D　13. C 14. A　15. A　16. A　17. D　18. D　19. A　20. A　21. A　22. B　23. D　24. A　25. C

二、判断题

1. 否　2. 是　3. 是　4. 否　5. 否

三、填空题

1. B_1；C

2. 尼克酰胺腺嘌呤二核苷酸；黄素腺嘌呤二核苷酸

3. 羟化；解毒

4. 脂溶性维生素；水溶性维生素

5. 维生素 A

6. 癞皮

7. 吡啶；NAD^+；$NADP^+$；递氢

8. 辅酶或辅基

9. 钙和磷；骨骼

10. 一碳单位

四、名词解释

1. 维生素：是维持机体正常功能所必需，体内不能合成或合成量不足，必须由食物供给的一类低分子有机化合物。

2. 维生素原：有些物质在化学结构上类似于某种维生素，经过简单的代谢反应即可转变成维生素，此类物质称为维生素原。例如 β - 胡萝卜素能转变为维生素 A，称为维生素 A 原；7 - 脱氢胆固醇可转变为维生素 D_3，称为维生素 D 原。

3. 维生素缺乏症：由于生理或病理因素造成维生素需求增加，消化、吸收、利用等因素引起维生素缺乏反应的病症统称为维生素缺乏病。

五、问答题

1. 简述维生素的分类。

答：维生素按其溶解性可分为水溶性维生素和脂溶性维生素两大类。脂溶性维生素主要有维生素 A、维生素 D、维生素 E 和维生素 K。水溶性维生素主要有 B 族维生素和维生素 C 两大类。B 族维生素包括维生素 B₁、维生素 B₂、泛酸、维生素 PP、维生素 B₆、叶酸、生物素、维生素 B₁₂。

2. 维生素共同的特点是什么？

答：各种维生素的共同特点有：①不是人体组织细胞的结构成分。②不是人体的能源物质。③体内不能合成或合成量不能满足人体需要。④主要生理功能是参与体内物质代谢和调节。⑤必须由食物供给且每日需要量较少。⑥所有维生素均为小分子有机化合物。

3. 简述水溶性维生素的特点。

答：水溶性维生素的主要特点有：①均溶于水。②除维生素 B₁₂ 的吸收需要内因子的参与外，其他水溶性维生素能自由地迅速吸收。③除了维生素 B₁₂ 和大部分叶酸与蛋白质结合转运外，其余水溶性维生素均可在体液中自由转运。④多数储存量不多，所以需要经常补充（但维生素 B₁₂ 的储存量可用数年）。⑤摄入过多可由尿排出，故均未见过蓄积中毒。⑥B 族维生素主要以辅酶形式参与物质代谢。

4. 简述脂溶性维生素的特点。

答：脂溶性维生素的主要特点有：①不溶于水，溶于脂质和多数有机溶剂。②随脂质吸收而吸收，脂性腹泻及胆道疾病时会妨碍吸收。③吸收后通过乳糜微粒或特殊的球蛋白运输。④体内储存量较多，多数储存于肝脏，而维生素 E 则广泛分布于肝脏、脂肪组织和生物膜中。⑤维生素 A、D 摄入过多会引起蓄积性中毒。

5. 引起维生素缺乏的原因有哪些？

答：引起维生素缺乏的原因有：①摄入不足。因灾害或战争等社会因素、不良饮食习惯、食物加工烹调不合理、不良生活习惯及病理因素引起维生素补充障碍均会使维生素的摄入不足。②吸收不良。消化系统疾病、手术切除使小肠功能受损和代谢运输机制障碍等引起吸收不良。③利用减少。组织器官疾病和先天遗传性缺陷引起维生素的利用率或储备能力下降导致利用减少。④损耗增加。长期的慢性失血、发热、癌症、组织器官病变等引起机体维生素的消耗增加。⑤需要增加。特殊人群的生理代谢引起需求增加。⑥其他疾病，例如肝肾病变影响维生素的储存和活化。

第五章 酶

一、单项选择题

1. D 2. B 3. D 4. B 5. C 6. B 7. B 8. C 9. B 10. C 11. C 12. B 13. B
14. D 15. D 16. C 17. C 18. B 19. C 20. D 21. B 22. D 23. B 24. C 25. A
26. C 27. B 28. C 29. B 30. D 31. D 32. B 33. D 34. B 35. A 36. A 37. A
38. A 39. B 40. B 41. B 42. C 43. B 44. B 45. D

二、判断题

1. 否 2. 否 3. 否 4. 否 5. 否 6. 是 7. 是

三、填空题

1. 结合基团；催化基团

2. 米 – 曼方程；$v = V_{max} \cdot [S] / (K_m + [S])$

3. 牢固；不能

4. 活性中心

5. 不可逆性抑制；可逆性抑制

6. 酶蛋白；性质和类型

7. 蛋白质

8. 酶蛋白；辅助因子

9. 高度的催化效率；高度的专一性；高度的不稳定性；酶活性的可调节性

10. 酶的浓度；底物浓度；温度；pH 值；激活剂；抑制剂

11. 酶；核酶

12. 对氨基苯甲酸；二氢叶酸合成酶

13. 小分子有机化合物；金属离子

14. 心肌；肝脏

15. 特征性；结构、底物和反应环境；浓度；不同；不同；最适底物

四、名词解释

1. 酶：是由活细胞产生的、对其底物具有高度特异性和高度催化效率的蛋白质。

2. 同工酶：是催化相同的化学反应，但酶蛋白的分子结构、理化性质乃至免疫学性质不同的一组酶。

3. 酶的专一性：酶对其所催化的底物具有严格的选择性，即一种酶仅作用于一种或一类化合物，或一定的化学键，催化一定的化学反应并产生一定的产物，这种特性称为酶的特异性或专一性。

4. 酶的必需基团：酶分子中与酶活性密切相关的化学基团称为酶的必需基团。

5. 酶原：某些酶在细胞内合成或初分泌、或在其发挥催化功能前处于无活性状态，这种无活性的酶的前体称作酶原。

6. K_m：称为米氏常数，是指当酶促反应速率为最大反应速率一半时的底物浓度。

7. 酶的活性中心：指酶分子中能与底物特异地结合并催化底物转变为产物，形成具有特定三维结构的区域。

8. 酶蛋白：指结合酶中的蛋白质部分。

9. 辅助因子：指结合酶中的非蛋白质部分，包括小分子有机化合物和金属离子。

10. 辅酶与辅基：与酶蛋白结合疏松，并可用透析或超滤的方法除去的辅助因子称为辅酶；与酶蛋白结合紧密，不能用透析或超滤的方法将其除去的辅助因子称为辅基。

11. 酶原激活：指在适当的条件下或特定的部位，无活性的酶原转变为有活性的酶的过程。

12. 酶的竞争性抑制作用：指抑制剂与酶所催化的底物结构相似，能与底物竞争同一个酶的活性中心，阻碍底物与酶结合形成中间产物，从而产生的抑制现象。

五、问答题

1. 何谓酶的竞争性抑制作用？其特点是什么？试举例说明其在临床上的意义。

答：抑制剂与酶的底物结构相似，与底物共同竞争酶的活性中心，从而阻碍酶与底物形成中间产物，这种抑制作用称为酶的竞争性抑制作用。

酶的竞争性抑制作用特点为：①抑制剂的结构与底物结构相似。②抑制剂和底物竞争与酶的活性中心的必需基团结合。③抑制的程度取决于抑制剂与酶的相对亲和力及与底物浓度的相对比例，增加底物浓度可削弱抑制剂的抑制作用。④酶的动力学改变为 K_m 增大，V_{max} 不变。

酶的竞争性抑制作用可阐明临床上许多药物的作用机制。例如磺胺类药物的结构与某些细菌的二氢叶酸合成酶的底物——对氨基苯甲酸相似，可竞争性地抑制细菌的二氢叶酸合成酶，从而阻碍了二氢叶酸的合成。二氢叶酸是四氢叶酸的前身，四氢叶酸为核酸合成过程的辅酶之一，由于磺胺类药物可造成四氢叶酸的缺乏而影响核酸的合成，影响细菌的生长繁殖。用磺胺类药物时，必须保持血液中药物浓度远高于对氨基苯甲酸浓度，才能发挥有效抑菌作用。

2. 试述 K_m 的意义。

答：K_m 为米氏常数，是酶的特征性常数，单位为 mol/L 或 mmol/L。

（1）K_m 就是当 $v = V_{max}/2$ 时的底物浓度。

（2）K_m 值是酶的特征性常数之一，K_m 值的大小并非固定不变，它与酶的结构、底物结构、反应环境的 pH、温度和离子强度有关，而与酶浓度无关。K_m 值多在 10^{-6} ~ 10^{-2} mol/L。

（3）如果一种酶能催化几种底物发生反应，每一种底物各有一个特定的 K_m 值，其中 K_m 值最小的底物一般认为是该酶的天然底物或最适底物。

（4）K_m 值在一定条件下可表示酶对底物的亲和力，K_m 值越大，表示酶对底物的亲和力越小。

3. 何谓酶作用的专一性？其分为哪几类？

答：酶对其所催化的底物具有严格的选择性，即一种酶仅作用于一种或一类化合物，或一定的化学键，催化一定的化学反应，并产生一定的产物，酶的这种特性称为酶的特异性或专一性。

根据酶对底物选择的严格程度不同，可分为两种类型：

（1）绝对专一性。有的酶只能作用于特定结构的底物分子，进行一种专一的反应，生成一种特定结构的产物。这种严格的选择性称为酶的绝对专一性。如脲酶催化的尿素水解反应，具有严格的选择性。有些具有绝对专一性的酶只能催化一种光学异构体或立体异构体进行反应。如乳酸脱氢酶仅催化 L - 乳酸脱氢生成丙酮酸，而对 D - 乳酸无作用。

（2）相对专一性。某些酶能作用于含有相同化学键或化学基团的一类化合物，这种不太严格的选择性称为酶的相对专一性，如脂肪酶不仅能水解脂肪，也能水解简单的酯类化合物，而磷酸酶对一般的磷酸酯键都有水解作用。

4. 酶促反应的特点是什么？

答：（1）高度催化效率；

（2）高度专一性（或特异性）；

（3）高度不稳定性；

（4）酶活性的可调节性。

5. 试比较三种可逆性抑制作用。

答：

作用特点		无抑制剂	竞争性抑制剂	非竞争性抑制剂	反竞争性抑制剂
与I的结合部位		——	E	E、ES	ES
动力学特点：K_m		K_m	↑	不变	↓
V_{max}		V_{max}	不变	↓	↓
双倒数作图	横轴截距	$-1/K_m$	↑	不变	↓
	纵轴截距	$1/V_{max}$	不变	↑	↑
	斜率	K_m/V_{max}	↑	↑	不变

6. 酶原激活有何生理意义？

答：酶原的激活具有重要的生理意义。一方面保证所合成酶细胞本身的蛋白质不受蛋白酶的水解破坏；另一方面保证合成的酶在特定部位和环境中发挥其生理作用。例如消化道内蛋白酶以酶原形式分泌，不仅保护消化器官本身不受酶的水解破坏，而且保证酶在特定的部位与环境发挥其催化作用。急性胰腺炎就是因为存在于胰腺中的糜蛋白酶原及胰蛋白酶原等在胰腺组织被激活所致。此外，酶原还可以视为酶的储存形式。如凝血酶类和纤维蛋白溶解酶类以酶原形式在血液循环中运行，一旦需要便适时地转化为有活性的酶，发挥对机体的保护作用。

7. 从生物化学角度简述磺胺类药物的抑菌机理。

答：磺胺类药物是典型的抑菌药。细菌生长繁殖需要叶酸，但不能直接利用环境中的叶酸，只能在菌体内由二氢叶酸合成酶催化，利用对氨基苯甲酸等物质为底物合成二氢叶酸。磺胺类药物的化学结构与对氨基苯甲酸相似，是二氢叶酸合成酶的竞争性抑制剂，抑制二氢叶酸合成。细菌则因此造成核苷酸与核酸合成受阻，影响其生长繁殖。人类能直接利用食物中的叶酸，体内核酸的合成不受磺胺类药物干扰。

8. 说明温度对酶促反应影响的双重性及临床应用。

答：升高温度可加快酶促反应速度，同时也增加酶变性的机会。温度升高到60℃以上时，大多数酶开始变性；80℃时，多数酶的变性已不可逆。酶催化活性最大时的环境温度称为酶促反应的最适温度。低温能降低酶活性，但一般不破坏酶，温度回升后，酶又可以恢复活性。临床上低温麻醉便是利用酶的这一性质以减慢组织细胞代谢速度，提高机体对氧和营养物质缺乏的耐受性。低温保存菌种也是基于这一原理。生物化学实验中测定酶活性时，应严格控制反应液的温度。酶制剂应保存在冰箱中，从冰箱中取出后应立即应用，以免酶发生变性。

9. 比较竞争性抑制与非竞争性抑制的特点。

答：

抑制类型	I 与 S 结构相似性	I 与酶结合部位	决定抑制程度的因素
竞争性抑制	相似	活性中心	［I］与［S］相对比例和［I］与［E］的相对亲和力有关
非竞争性抑制	不相似	活性中心以外的必需基团	仅与［I］有关

第六章　物质代谢总论

一、单项选择题

1. D　2. C　3. C　4. B　5. B　6. C　7. D　8. B　9. A　10. C　11. B　12. C　13. B　14. D　15. C　16. D　17. D　18. D　19. B

二、判断题

1. 是　2. 否　3. 否　4. 是　5. 是　6. 否　7. 是　8. 否

三、填空题

1. 细胞水平调节；信息分子水平调节；整体水平调节

2. 旁分泌信号；内分泌信号；突触分泌信号；细胞内信息分子

3. Ca^{2+}；二脂酰甘油（DAG）；三磷酸肌醇（IP_3）；cAMP；cGMP

4. 细胞内酶；结构；含量；变构调节；共价修饰调节

5. 激素；受体；G蛋白；酶；第二信使；蛋白激酶；功能蛋白（包括酶）；生物学效应

四、名词解释

1. 物质代谢：指生物体或细胞与环境之间不断进行的物质交换。

2. 变构酶：指具有变构调节作用的酶。

3. 信息分子：指具有调节细胞生命活动作用的化学物质。

4. 受体：是细胞膜上或细胞内能特异识别信息分子并与之结合，产生生物学效应的特殊结构或物质，主要是蛋白质，个别是糖脂。

5. 关键酶：指一个物质代谢途径中催化那些不可逆反应步骤并受多种因素调节的酶。

6. 限速酶：指一个物质代谢途径可有多个关键酶，多个关键酶中活性最低，决定整个物质代谢途径反应速度的酶。

7. 配体：指能与受体呈特异性结合的信息分子。

五、问答题

1. 什么是酶的变构调节？简述酶的变构调节机制。

答：酶的变构调节又称别位调节或别构调节，某些代谢物能与变构酶分子上的变构部位特异性结合，使酶的分子构象发生改变，从而改变酶的催化活性以及代谢反应的速度，这种调节作用就称为变构调节，具有变构调节作用的酶就称为变构酶。能引起变构效应的小分子称为变构剂，变构剂是结合在变构酶的调节部位调节该酶催化活性的生物分子，一般是小分子物质，主要包括酶促反应的底物、代谢终产物或 ATP、ADP 等。变构调节剂可以是激活剂，也可以是抑制剂。

变构酶一般具有四级结构，具有多个亚基，包括催化亚基与调节亚基。催化亚基与底物结合，催化代谢反应。调节亚基则与变构剂结合，变构剂与调节亚基是通过非共价键结合的，当结合后引起酶蛋白分子中调节亚基分子构象的轻微改变，酶蛋白分子变得松弛或致密，从而引起酶活性的升高或降低。

2. 膜受体介导的信息传递主要有哪些途径？列举一例加以说明。

答：膜受体介导的信息传递途径主要包括 cAMP –蛋白激酶途径、Ca^{2+}–依赖性蛋白激酶途径、cGMP –蛋白激酶途径等，例如 cAMP –蛋白激酶 A 途径以靶细胞内 cAMP 浓度改变和激活蛋白激酶 A（protein kinase A，PKA）为主要特征，是激素调节物质代谢的主要途径。

首先，胰高血糖素、肾上腺素和促肾上腺皮质激素等第一信使与靶细胞质膜上的特异性受体结合，形成激素–受体复合物而激活受体。活化的受体可催化 G 蛋白的 GDP 与 GTP 交换，导致 G 蛋白的 α 亚基与 βγ 解离，释放出 α 亚基–GTP。α 亚基–GTP 能激活腺苷酸环化酶，催化 ATP 转化成 cAMP，使细胞内 cAMP 浓度增高，cAMP 是分布广泛而重要的第二信使。

其次，cAMP 通过激活蛋白激酶 A（PKA）系统来实现对细胞的调节作用，PKA 是一种由四聚体组成的别构酶。其中 C 为催化亚基，R 为调节亚基。每个调节亚基上有 2 个 cAMP 结合位点，催化亚基具有催化底物蛋白质某些特定丝氨酸/苏氨酸残基磷酸化的功能。调节亚基与催化亚基相结合时，PKA 呈无活性状态。当 4 分子 cAMP 与 2 个调节亚基结合后，调节亚基脱落，游离的催化亚基具有蛋白激酶活性。PKA 的激活过程需要 Mg^{2+}。PKA 被 cAMP 激活后，能在 ATP 存在的情况下使许多蛋白质特定的丝氨酸残基和（或）苏氨酸残基磷酸化，从而调节细胞的物质代谢和基因表达。

3. 简述信息分子的分类及特点。

答：人体具有调节细胞生命活动的化学物质称为信息分子。目前已知的细胞间信息分子包括蛋白质和肽类（例如生长因子、细胞因子、胰岛素等）、氨基酸及其衍生物（例如甘氨酸、甲状腺素、肾上腺素等）、类固醇激素（例如糖皮质激素、性激素等）、一氧化氮（NO）等。根据信息物质的特点及其作用方式将细胞间信息物质分为如下四大类：

（1）局部化学介质 又称旁分泌信号。局部化学介质是体内某些细胞分泌的一种或数种化学介质，例如生长因子、细胞生长抑素和前列腺素等。这类物质一般不进入血液循环，而是通过扩散作用到达附近的靶细胞，通过与细胞膜受体结合而引起细胞的应答反应。

（2）激素 又称内分泌信号。激素是由正常机体某些组织细胞产生，然后弥散入血，由血液循环运输到机体其他组织细胞，发挥特殊生理作用的一类化学物质。体内的物质代谢受机体所在环境的影响，外来的刺激因素首先影响神经，然后传导到内分泌腺分泌激素，经血流而到达各种组织细胞并调节其物质代谢。各种激素虽与全身的细胞都有接触，但只对其靶组织中的靶细胞起作用。

（3）神经递质　又称突触分泌信号。由神经元突触前膜释放，例如乙酰胆碱和去甲肾上腺素等，其作用时间较短。

（4）细胞内信息分子　细胞内信息分子指在细胞内传递细胞调控信号的化学物质。细胞内信息物质的组成具有多样性，包括无机离子，例如 Ca^{2+}；脂质衍生物，例如二酯酰甘油（DAG）、神经酰胺；糖类衍生物，例如三磷酸肌醇（IP_3）；核苷酸，例如 cAMP、cGMP。但通常将 Ca^{2+}、DAG、IP_3、cAMP、cGMP 等这类在细胞内传递信息的小分子化合物称为第二信使。

第七章　生物氧化

一、单项选择题

1. C　2. A　3. B　4. A　5. B　6. B　7. D　8. B　9. D　10. D　11. A　12. D　13. B　14. C　15. C　16. C　17. B　18. A　19. D　20. C

二、判断题

1. 否　2. 是　3. 否　4. 是　5. 否　6. 否　7. 否

三、填空题

1. 营养物质；CO_2；H_2O；细胞呼吸；组织呼吸

2. 脱羧

3. NADH 氧化呼吸链；琥珀酸氧化呼吸链；2.5；1.5

4. 细胞色素氧化酶

5. α–磷酸甘油穿梭；苹果酸–天冬氨酸穿梭

四、名词解释

1. 生物氧化：指营养物质（糖、脂肪、蛋白质等）在生物体内彻底氧化分解生成 CO_2 和 H_2O 并释放能量的过程。

2. 高能键：水解时释放的能量大于 20.9kJ/mol 的化学键称为高能键，常用 "～" 表示。

3. 底物水平磷酸化：指代谢物由于脱氢或脱水引起的分子内部能量重新分配形成高能键，所形成的高能磷酸键在酶的作用下直接转移给 ADP（或 GDP）生成 ATP（或 GTP）的方式。

4. 呼吸链（电子传递链）：指在线粒体内膜上按一定顺序排列的递氢体和递电子体构成的链式反应体系，又称为电子传递链。

5. 氧化磷酸化：指代谢物脱下的氢经呼吸链传递给氧生成水的同时释放出能量使 ADP 磷酸化生成 ATP 的过程。

五、问答题

1. 简要介绍呼吸链的组成成分及其作用机理。

答：呼吸链的组成成分分为 5 大类，尼克酰胺腺嘌呤二核苷酸（NAD^+）、黄素蛋白类、铁硫蛋白、辅酶 Q、细胞色素。尼克酰胺腺嘌呤二核苷酸（NAD^+）分子中尼克酰胺的氮为五价，能接受 1 个电子及双键共轭后成为三价氮，其对侧的碳原子也比较活泼，能进行加氢反应，是递氢体；黄素蛋白类（FMN、FAD）结构中的异咯嗪环能进行可逆的加氢和脱氢反应，是递氢体；铁硫蛋白（Fe－S）通过其活性部位的 Fe^{2+} 和 Fe^{3+} 的互变达到传递电子的作用；辅酶 Q 分子中的苯醌结构能接受两个氢原子还原成二氢泛醌，然后传递电子给细胞色素，并把 2 个 H^+ 释放入线粒体内膜间隙；细胞色素通过活性部位的 Fe^{2+} 和 Fe^{3+} 的互变达到传递电子的作用，其中细胞色素氧化酶将电子传递给 O_2。

2. 比较物质在体内外氧化的特点。

答：生物氧化与物质在体外的氧化方式在化学本质上是相同的，都是消耗 O_2、生成 CO_2 和 H_2O 并释放能量的过程，但与营养物质体外氧化过程（例如燃烧）相比，生物氧化具有如下特点：

（1）反应条件温和。生物氧化过程是在体温 37℃、pH 近中性的体液中，经过一系列酶催化进行的。

（2）逐步释放能量。生物氧化的能量逐步释放，其中一部分以化学能的形式使 ADP 磷酸化成 ATP，为机体各种生理活动需要提供直接能源；另一部分则以热能的形式散发维持体温，能量利用率高。

（3）CO_2 是通过有机酸的脱羧基反应生成的产物。

（4）生物氧化的方式是以脱氢（失电子）为主，代谢物脱下的氢主要通过氧化呼吸链传递给 O_2 生成 H_2O。

（5）生物氧化的速率受到体内多种因素的调节。

3. 简要介绍影响氧化磷酸化的作用因素。

答：影响氧化磷酸化作用的因素主要有以下几种：

（1）ATP/ADP 的调节作用。当机体的运动量增加使 ATP 的消耗增多时，导致线粒体内 ATP/ADP 值降低，促使氧化磷酸化速度加快，生成 ATP 增多；反之，氧化磷酸化速度则减慢。

（2）甲状腺素的调节作用。甲状腺素诱导许多组织、细胞膜 Na^+-K^+-ATP 酶的生成，使 ATP 水解生成 ADP 和 Pi 的速度加快，从而促进氧化磷酸化的进行。

（3）电子传递抑制剂和解偶联剂。①电子传递抑制剂是指阻断呼吸链上某部位电子传递的物质，也称为呼吸链抑制剂。②解偶联剂是使电子传递和磷酸化生成 ATP 的偶联过程相分离的一类物质。这类物质不影响呼吸链电子的传递，但使氧化过程中产生的能量不能使 ADP 磷酸化生成 ATP，而以热能的形式散发。③ATP 合成酶抑制剂。

4. 根据甲状腺激素对氧化磷酸化作用的影响，简要分析甲状腺功能亢进患者的临床表现。

答：甲状腺激素是调节机体能量代谢的重要激素，它可以诱导许多组织、细胞膜

$Na^+ - K^+ - ATP$酶的生成，使 ATP 水解生成 ADP 和 Pi 的速度加快，从而促进氧化磷酸化的进行。由于 ATP 的合成和分解都加快，机体耗氧量和产热量都增加。所以甲状腺功能亢进患者出现基础代谢率增高，表现出多食易饥、体重下降、心动过速及呼吸加快、体温增高、怕热多汗等现象。

第八章 糖 类 代 谢

一、单项选择题

1. D 2. B 3. D 4. C 5. D 6. C 7. A 8. B 9. C 10. A 11. D 12. A 13. B
14. A 15. C 16. D 17. D 18. A 19. B 20. A 21. C 22. D 23. C 24. B 25. D
26. D 27. D 28. B 29. D 30. C

二、判断题

1. 是 2. 是 3. 是 4. 否 5. 否 6. 是 7. 否 8. 否

三、填空题

1. 葡萄糖；糖原

2. 葡萄糖

3. 无氧氧化；有氧氧化；磷酸戊糖途径

4. 2

5. 乳酸；红细胞

6. 水；CO_2

7. 两个；氧化反应阶段；非氧化反应阶段；6 - 磷酸葡萄糖脱氢酶；6 - 磷酸葡萄糖酸脱氢酶；NADPH

8. 糖原；$\alpha - 1,4 -$ 糖苷键；$\alpha - 1,6 -$ 糖苷键

9. 高血糖；低血糖

10. 降低血糖；升高血糖

11. 5 - 磷酸核糖；5 - 磷酸木糖；5 - 磷酸木酮糖。

12. 2 分子乳酸；2 分子

13. 丙酮酸脱氢酶；二氢硫辛酸乙酰转移酶；二氢硫辛酸脱氢酶

14. TPP；氧化型硫辛酸；HSCoA；FAD；NAD^+

15. 5 - 磷酸核糖；NADPH

16. 30；32

四、名词解释

1. 糖酵解：是由葡萄糖分解成丙酮酸，丙酮酸还原生成乳酸的过程。

2. 糖的有氧氧化：指葡萄糖在有氧条件下彻底氧化生成水和 CO_2 并释放能量的反应过程，是糖氧化供能的主要方式。

3. 糖异生作用：指在动物体内由非糖物质转变为葡萄糖或糖原的过程。

4. 糖原：是动物体内糖的储存形式，是以葡萄糖为基本单位，通过 $\alpha - 1,4 -$ 糖苷

键（直链）及 α - 1,6 - 糖苷键（分支）相连聚合而成带有分支的多糖，存在于细胞质中。

5. 血糖：是指血液中的葡萄糖。血糖水平相当恒定，正常人在安静空腹时静脉血糖含量为，邻甲苯胺法测定为 3.89 ~ 6.11mmol/L，葡萄糖氧化酶法测定为 3.3 ~ 5.6mmol/L。

6. 糖原合成：是由单糖合成糖原的过程。

7. 糖原分解：是由糖原分解为葡萄糖的过程。

8. 乳酸循环：指周围组织经糖酵解产生的乳酸经血液循环运到肝脏，经过糖异生生成葡萄糖再经血液循环运至外周组织氧化供能的过程。

9. 降血糖激素：由于胰岛素具有能促进组织细胞利用糖、诱导糖原合成、促进糖有氧氧化及抑制糖酵解过程限速酶的作用，因而能增加血糖去路、减少血糖来源，从而发挥降血糖作用，故把胰岛素称为降血糖激素。

五、问答题

1. 糖类物质在生物体内起什么作用？

答：在生命过程中，糖类是第一位和最有效的能源物质，主要生理功能就是为机体生理活动提供能量。正常情况下，机体所需能量的 50% ~ 70% 来自糖的氧化分解。其次，糖类也是组织细胞的重要结构成分。例如，糖类与脂质结合为糖脂，是细胞膜及神经组织的组成成分；糖类与蛋白质结合为蛋白多糖，是结缔组织的成分，具有支持和保护作用。此外，激素、免疫球蛋白及血型物质是体内重要的生物活性物质，其结构中也含有糖类物质。

2. 糖的有氧氧化可分为哪 3 个阶段？

答：糖的有氧氧化是指葡萄糖在有氧条件下彻底氧化生成水和 CO_2 并释放能量的反应过程，是糖氧化供能的主要方式。其反应过程分为三个阶段：第一阶段为葡萄糖循糖酵解途径转化为丙酮酸；第二阶段为丙酮酸进入线粒体，在丙酮酸脱氢酶复合体催化下氧化脱羧生成乙酰 CoA、$NADH + H^+$ 和 CO_2；第三阶段为乙酰 CoA 进入三羧酸循环生成 CO_2 和水。

3. 磷酸戊糖途径有什么生理意义？

答：（1）提供核糖。核糖是核酸和游离核苷酸的组成成分。体内的核糖并不依赖从食物摄入，而是通过磷酸戊糖途径生成。

（2）提供 $NADPH + H^+$。NADPH 是体内许多合成代谢的供氢体；NADPH 参与体内的生物转化；NADPH 还用于维持谷胱甘肽的还原状态。

4. 糖异生途径基本上是糖酵解的逆过程，但有哪 3 个酶促反应是不可逆的？

答：糖异生途径基本上是糖酵解的逆过程，糖酵解过程中的大多数酶促反应是可逆的。但是，由己糖激酶、6 - 磷酸果糖激酶及丙酮酸激酶催化的 3 个反应是不可逆的。在糖异生途径中，这 3 个反应是通过其他相应特殊的酶催化，使反应逆行，完成糖异生反应过程。

5. 简述糖原代谢的生理意义。

答：当人体进食后，进入血液中的葡萄糖丰富时，肝细胞和肌细胞可利用葡萄糖大量合成糖原，防止血糖浓度过度升高而从尿中排出。当血糖浓度降低时，肝糖原分解补充血糖，有效地维持了血糖浓度的相对恒定。

6. 血糖的来源、去路各有哪些？

答：（1）血糖的来源有：①食物中糖的消化和吸收。②肝糖原的分解。③非糖物质异生为糖。

（2）血糖的去路：①氧化分解供能，包括有氧氧化和糖酵解。②合成糖原。③转变为其他的糖类。④转变为非糖物质。

7. 调节血糖浓度的激素有哪几种？怎样将其分类？

答：调节血糖的激素有肾上腺素、去甲肾上腺素、肾上腺糖皮质激素、胰高血糖素、生长素和胰岛素。根据它们对血糖浓度的影响将其分为升血糖激素和降血糖激素两大类，前者包括肾上腺素、去甲肾上腺素、肾上腺糖皮质激素、胰高血糖素、生长素，后者仅有一种就是胰岛素。

8. 糖的无氧氧化与有氧氧化的生理意义各是什么？

答：（1）糖的无氧氧化的生理意义：①机体在缺氧或氧供不足条件下糖或糖原氧化供能的方式。②某些组织细胞中糖的氧化供能的方式。③其过程产生的某些物质对人体有益。例如乳酸具有自净作用，但乳酸产生过多时可引起乳酸性酸中毒。

（2）有氧氧化的生理意义：①氧化供能，1分子葡萄糖经过彻底氧化可产生32或30分子ATP。②为其他物质合成提供原料，有氧氧化过程中的某些物质是其他物质合成的原料。③三羧酸循环是体内三大营养物质彻底氧化供能的共同途径。④三羧酸循环是体内三大营养物质代谢相互联系的枢纽。

第九章　脂质代谢

一、单项选择题

1. B　2. B　3. C　4. D　5. A　6. C　7. A　8. B　9. C　10. D　11. C　12. A　13. C　14. B　15. D　16. B　17. A　18. A　19. B　20. C　21. D　22. C　23. D　24. A　25. D　26. C　27. C　28. D　29. C　30. A　31. B　32. B　33. C　34. A

二、判断题

1. 否　2. 否　3. 是　4. 是　5. 是　6. 否

三、填空题

1. 激素敏感性甘油三酯脂肪酶；脂解激素；抗脂解激素

2. 脱氢；加水；再脱氢；硫解；乙酰 CoA；FAD；NAD^+

3. 乙酰乙酸；β-羟丁酸；丙酮；肝细胞；乙酰 CoA；肝外组织

4. 乙酰 CoA 羧化酶；生物素

5. 丝氨酸；甲硫氨酸；CDP-胆碱；CDP　乙醇胺

6. 亚油酸；亚麻酸；花生四烯酸

7. 线粒体；1分子 $FADH_2$；1分子 $NADH + H^+$；1分子乙酰 CoA

8. 胞液；乙酰 CoA；NADPH

9. 甘油二酯；胆碱；乙醇胺；丝氨酸

10. 乙酰 CoA；NADPH；胆汁酸；类固醇激素；维生素 D_3

11. 脂肪；类脂

四、名词解释

1. 脂肪动员：脂肪细胞中的甘油三酯被脂肪酶逐步水解为甘油和脂肪酸，释放入血，供给全身各组织细胞氧化利用的过程称为脂肪动员。

2. 脂解激素：使甘油三酯脂肪酶活性增加，促进甘油三酯分解的激素称为脂解激素。

3. 酮体：是乙酰乙酸、β–羟丁酸和丙酮三种物质的总称，是脂肪酸在肝脏氧化分解的特有产物。

4. 血脂：是血液中脂质物质的总称。包括甘油三酯、磷脂、胆固醇、胆固醇酯及游离脂肪酸等。

5. 脂肪肝：如果肝中脂质含量超过 10%，且主要是甘油三酯堆积，组织学观察证实肝实质细胞脂肪化超过 30% 以上即为脂肪肝。

6. 固定脂：类脂总量约占体重 5%，其在体内的含量相对恒定，不易受营养状况及机体活动量的影响而变化，因此称为固定脂，又称基本脂。

7. 可变脂：正常男性体内的脂肪占体重的 10% ~20%，女性稍高。脂肪的含量易受营养状况及机体活动量的影响而发生较大变化，故称为可变脂，又称储存脂。

8. 脂库：脂肪是人体内含量最多的脂质，它主要分布于皮下、腹腔大网膜、肠系膜、肾脏等脏器周围的脂肪组织中，通常将这些部位的脂肪组织称为脂库。

9. 必需脂肪酸：指维持人体正常功能所必需的，但机体自身又不能合成，必需由食物所供给的脂肪酸。主要有亚油酸、亚麻酸和花生四烯酸等。

10. 脂肪酸 β–氧化：脂酰 CoA 进入线粒体基质后，在脂肪酸 β–氧化多酶复合体的催化下，从脂酰基 β–碳原子开始氧化，故称为 β–氧化。β–氧化过程包括脱氢、加水、再脱氢和硫解 4 步连续反应，此反应反复循环进行。

11. 抗脂解激素：指能抑制脂肪细胞甘油三酯脂肪酶活性，抑制脂肪动员的激素，如胰岛素。

五、问答题

1. 什么是酮体？酮体是如何生成及氧化利用的？

答：酮体是乙酰乙酸、β–羟丁酸和丙酮 3 种物质的总称。酮体在肝细胞的线粒体内以乙酰 CoA 为原料，经 HMGCoA 转化而来，但肝脏不能利用酮体。在肝外组织，酮体经乙酰乙酸硫激酶或琥珀酰 CoA 转硫酶催化后，转变成乙酰 CoA，并进入三羧酸循环而被氧化利用。

2. 为什么糖吃多了人体会发胖？

答：人吃过多的糖造成体内能量物质过剩，进而合成脂肪储存于体内，故可以引起发胖，基本过程如下：

葡萄糖→丙酮酸→乙酰 CoA→合成脂肪酸→脂酰 CoA

葡萄糖→磷酸二羟丙酮→α－磷酸甘油

脂酰 CoA＋α－磷酸甘油→脂肪

3. 简述脂肪肝的形成原因。

答：肝脏是合成脂肪的主要器官，由于磷脂合成的原料不足等原因，造成肝脏脂蛋白合成障碍，使肝内脂肪不能及时转移出肝脏而造成堆积，形成脂肪肝。

4. 简述血脂的来源和去路。

答：血脂的来源：食物消化吸收，糖等转变为脂质，脂库分解。

血脂的去路：氧化供能，储存能量，构成生物膜，转变为其他物质。

5. 简述饥饿或糖尿病患者出现酮症的原因。

答：在正常生理条件下，肝外组织氧化利用酮体的能力大大超过肝内生成酮体的能力，血中仅含有少量的酮体。但是在饥饿、糖尿病等糖代谢障碍时，脂肪动员加强，脂肪酸的氧化也加强，肝脏生成酮体大大增加，当酮体的生成超过肝外组织的氧化利用能力时，血中酮体升高，导致酮血症、酮尿症及酮症酸中毒。

6. 脂质的生理功能有哪些?

答：脂质是广泛存在于自然界的一类能为机体所利用的有机化合物，是脂肪和类脂的总称。

脂肪的生理功能有：①储能和供能。②维持体温。③保护内脏。④供给必需脂肪酸，促进脂溶性维生素的吸收。必需脂肪酸如花生四烯酸是体内合成前列腺素、白三烯和血栓素等生理活性物质的前体。

类脂的生理功能有：①构成生物膜。②转变为类固醇化合物。③转变为其他生理活性物质，如磷脂在肺组织中可转变成二软脂酰胆碱。

7. 简述磷脂代谢和脂肪肝的关系。

答：正常情况下肝脏中磷脂合成十分活跃，特别是卵磷脂。磷脂是进一步形成多种脂蛋白的重要成分，VLDL、HDL 都是在肝中合成，故当肝功能受损或磷脂合成的原料如胆碱、乙醇胺、蛋氨酸等供给不足时，就会使 VLDL 合成减少，导致肝细胞内的甘油三酯运出受阻，造成脂肪在肝中堆积，而导致脂肪肝。临床上常用磷脂及与其合成有关的原料和有关的辅助因子如叶酸、维生素 B_{12} 等防治脂肪肝，目的就是促进磷脂合成，促进甘油三酯向肝外组织转运，减少脂肪在肝脏中的沉积。

8. 体内胆固醇的合成原料和转化排泄的物质各有哪些?

答：体内胆固醇的合成原料有：乙酰 CoA 是胆固醇合成的基本原料，另外还需要 ATP 供能和 NADPH＋H^+ 提供氢。乙酰 CoA 和 ATP 主要来自糖的有氧氧化，也可由脂肪酸、氨基酸氧化分解提供。NADPH＋H^+ 主要来自糖的磷酸戊糖途径。每合成 1 分子的胆固醇，需要 18 分子乙酰 CoA、36 分子 ATP 和 16 分子 NADPH＋H^+。

体内胆固醇可转化排泄的物质有：胆汁酸、类固醇激素、维生素 D_3 和类固醇。

第十章 蛋白质分解代谢

一、单项选择题

1. B　2. C　3. C　4. B　5. A　6. C　7. A　8. A　9. B　10. C　11. B　12. D　13. C　14. D　15. A　16. C　17. C　18. A　19. C　20. A　21. C　22. D　23. C　24. C　25. A　26. C　27. B　28. B　29. D　30. B

二、判断题

1. 是　2. 是　3. 否　4. 是　5. 否　6. 否　7. 是　8. 是　9. 是　10. 是

三、填空题

1. 氧化脱氨基；转氨基；联合脱氨基；嘌呤核苷酸循环；联合脱氨基作用

2. L-谷氨酸脱氢酶

3. 磷酸吡哆醛；B₆

4. ALT；AST

5. 生成非必需氨基酸；转变为糖和脂肪；氧化供能

6. 升高；降低

7. 嘌呤核苷酸循环

8. 氨吸收减少；氨吸收增多

9. 肝脏；鸟氨酸；尿素

10. 氨基酸的脱氨基作用；肠道吸收；肾脏产氨

四、名词解释

1. 氧化脱氨基作用：指在酶的催化下，氨基酸脱氨基的同时伴有脱氢氧化，生成 α-酮酸的反应。

2. 转氨基作用：是在氨基转移酶的催化下，α-氨基酸的 α-氨基转移到 α-酮酸分子上，生成对应的 α-氨基酸，而原来的 α-氨基酸则转变为相应的 α-酮酸的过程。

3. 转氨酶：也称氨基转移酶，其辅酶是磷酸吡哆醛，含有维生素 B₆，能可逆的转移氨基，通过磷酸吡哆醛与磷酸吡哆胺的互变，发挥传递氨基的作用。

4. 联合脱氨基作用：指转氨酶与 L-谷氨酸脱氢酶联合作用，催化氨基酸脱下 α-氨基生成 α-酮酸和游离氨的过程。

5. 一碳单位：某些氨基酸在分解代谢过程中可以产生只含有一个碳原子的有机基团。

6. 活性蛋氨酸：在酶的催化下接受 ATP 提供的腺苷，生成 S-腺苷甲硫氨酸（SAM）的过程，SAM 可提供活性甲基，生成多种含甲基的重要活性化合物（如 DNA、RNA、肾上腺素等），故称为活性蛋氨酸。

五、问答题

1. 简述尿素的合成及生理意义。

答：肝是合成尿素的最主要器官，肝脏以 NH₃ 与 CO₂ 为原料，在多种酶的催化下，消耗 ATP，经鸟氨酸循环合成无毒的尿素，作为蛋白质的终产物在血中安全运输，到肾脏后随尿排出体外。其主要意义在于解除了氨的毒性，作为生化指标协助诊断疾病。例如，严重肝病患者血氨升高，血中尿素含量下降；肾病患者血氨含量变化不大，血中尿素明显升高。

2. 简述 ALT、AST 的作用及临床价值。

答：体内氨基转移酶的种类多，在体内广泛存在，但各组织中含量不等，活性不一。体内重要的转氨酶有：ALT（丙氨酸氨基转移酶）和 AST（天冬氨酸氨基转移酶），ALT 催化谷氨酸与丙酮酸之间的氨基转移，在肝细胞中活性最高；AST 催化谷氨酸和草酰乙酸之间的氨基转移，在心肌细胞中活性最高。它们都属于细胞酶，正常情况下，仅有少量逃逸入血，血清中含量很低。但当肝脏或心肌细胞受损伤，细胞膜通透性增强或坏死破裂，大量的转氨酶释放入血，导致血清中含量明显升高。如急性肝炎，血清 ALT 含量显著升高；心肌梗死患者，血清 AST 含量升高。因此，临床上通过测定血清中 ALT 与 AST 的活性，可以作为诊断疾病和判断预后的参考指标之一。

3. 高血氨引起肝昏迷的机制是什么？

答：血氨浓度升高称为高血氨症，常见于肝功能严重损伤或尿素合成酶的遗传性缺陷。在严重肝病时，肝脏对氨的清除能力降低，致使血氨显著增高。高浓度的血氨通过血脑屏障进入脑组织，与 α-酮戊二酸结合，生成谷氨酸进而生成谷氨酰胺。由于脑中氨的增加，使脑细胞中 α-酮戊二酸减少，导致三羧酸循环障碍，ATP 生成减少，从而引起大脑神经系统功能障碍，称为氨中毒、肝昏迷或肝性脑病。

4. 试述一碳单位的概念、生成、载体及生化功用。

答：某些氨基酸在分解代谢过程中产生的只含有一个碳原子的有机基团，称为一碳单位。包括甲基（—CH_3）、甲烯基（—CH_2—）、甲炔基（—CH=）、亚氨甲基（—CH=NH）、甲酰基（—CHO）等。一碳单位有两个特点：①在生物体内不能以游离形式存在。②必须以四氢叶酸为载体。一碳单位主要来源于丝氨酸、色氨酸、组氨酸、甘氨酸的代谢。一碳单位的主要生理功能是作为细胞合成嘌呤核苷酸和嘧啶核苷酸的原料，在核苷酸、核酸的生物合成中占有重要地位，与细胞增殖、组织生长、机体发育等密切相关。此外，N^5-甲基四氢叶酸是甲基的间接供体，参与许多甲基化反应。可见，一碳单位代谢是氨基酸和核苷酸相互联系的纽带。

5. 试述血氨的来源与去路。

答：血氨的来源：①氨基酸分解产生的氨。②肠道吸收的氨。③肾小管上皮细胞分泌的氨。

血氨的去路：①合成尿素。②合成非必需氨基酸。③合成其他含氮化合物。

6. 简述氧化脱氨基作用、转氨基作用及联合脱氨基作用。

答：氧化脱氨基作用：在相应酶的催化下，氨基酸脱氨基的同时伴有脱氢氧化生成 α-酮酸的过程，叫做氧化脱氨基作用。例如，L-谷氨酸脱氢酶催化的反应。

转氨基作用：在转氨酶的催化下，α-氨基酸的 α-氨基与 α-酮酸的酮基相互转换，生成相应的新的 α-酮酸和 α-氨基酸的过程。

联合脱氨基作用：转氨基与 L - 谷氨酸脱氢酶联合作用，催化氨基酸脱下 α - 氨基生成 α - 酮酸和游离氨的过程，称为联合脱氨基作用。

7. 试述谷氨酰胺的生成及生理作用。

答：谷氨酰胺的生成：氨与谷氨酸在谷氨酰胺合成酶的催化下，由 ATP 提供能量，生成谷氨酰胺。

谷氨酰胺的生理作用：谷氨酰胺主要是从脑、肌肉等组织向肝或肾运氨，谷氨酰胺经血液输送到肝或肾，再经谷氨酰胺酶水解为谷氨酸及氨，氨在肝脏中合成尿素，在肾脏以铵盐形式由尿排出。因此，谷氨酰胺既是氨的解毒形式，也是氨的储存和运输形式。同时，谷氨酰胺中的氨还可以为某些含氮化合物（如嘌呤、嘧啶）的合成提供氮源。

第十一章 核 酸 代 谢

一、单项选择题

1. D 2. A 3. B 4. A 5. D 6. A 7. D 8. C 9. D 10. B 11. D 12. A 13. B
14. C 15. A 16. D 17. A 18. B 19. B 20. A 21. B 22. C 23. A 24. B 25. C
26. D 27. D 28. A 29. D 30. L 31. A 32. D 33. C 34. A 35. B 36. B 37. B
38. B 39. B 40. C 41. B 42. B 43. B 44. B 45. B 46. D 47. B 48. C 49. A
50. C 51. C 52. C 53. A 54. D 55. C 56. B

二、判断题

1. 否 2. 是 3. 是 4. 否 5. 是 6. 否 7. 是

三、填空题

1. 0. 12 ~ 0. 36mmol/L；8mg/dL；痛风症；别嘌呤醇

2. 从头合成；补救合成

3. 次黄嘌呤核苷酸的合成；腺嘌呤核苷酸和鸟嘌呤核苷酸的合成

4. 复制叉的形成；引发前体的形成；引物的生成

5. 5′ - 末端 "帽子" 结构的形成；3′ - 末端多聚 A "尾" 结构的形成；核内不均一 RNA 中段序列的剪接

6. 嘌呤；氨基酸；叶酸

7. 次黄嘌呤；腺嘌呤；鸟嘌呤

8. 尿酸

9. 6 - 巯基嘌呤；5 - 氟尿嘧啶

10. 尿嘧啶核苷酸（UMP）

11. 核糖核苷酸；核糖核苷酸还原酶

12. 连续；相同

13. 利福平；不连续

14. 5′→3′聚合；3′→5′外切；5′→3′外切

15. 两；拓扑异构酶Ⅰ；拓扑异构酶Ⅱ；增加或减少超螺旋

16. 1 个复制位点；多个复制位点

17. 3′→5′外切酶；校对

18. 3；DNA 聚合酶Ⅲ；DNA 聚合酶Ⅱ

19. $\alpha_2\beta\beta'\sigma$；$\sigma$；启动子

20. 单链结合蛋白

21. 引物；DNA 聚合酶Ⅲ；DNA 聚合酶Ⅰ；连接酶

22. NAD^+；ATP

23. 1 种 RNA 聚合酶；3；RNA 聚合酶Ⅰ；RNA 聚合酶Ⅱ；RNA 聚合酶Ⅲ

24. 启动子；编码；终止子

25. 隔（断）裂基因；外显子；内含子；外显子；内含子

四、名词解释

1. 限制性核酸内切酶：有些核酸内切酶能专一性地识别并水解双链 DNA 分子上的特异碱基顺序，称为限制性核酸内切酶。

2. 从头合成：是利用磷酸核糖、氨基酸、一碳单位及二氧化碳等简单物质为原料，经过一系列酶促反应，合成核苷酸的过程。

3. 补救合成：是指利用体内游离的碱基或核苷，经过简单的反应过程，合成核苷酸的过程。

4. DNA 复制：是以亲代 DNA 为模板合成子代 DNA，并将遗传信息由亲代传给子代的过程。

5. 冈崎片段：DNA 复制过程中一股子链的延伸方向与复制叉的前进方向相反，呈不连续分段合成状态，形成一节一节片段状态，这些不连续的片段称为冈崎片段。

6. 逆转录：也叫反转录，指遗传信息从 RNA 流向 DNA，是 RNA 指导下的 DNA 合成过程，即以 RNA 为模板，四种 dNTP 为原料，合成与 RNA 互补的 DNA 单链的过程。

7. 转录：指 RNA 的生物合成，即以 DNA 为模板，在 RNA 聚合酶的催化下，以 4 种 NTP（ATP、CTP、GTP 和 UTP）为原料，合成 RNA 的过程。

8. 启动子：RNA 聚合酶识别、结合和开始转录的一段 DNA 序列称为启动子。

9. 痛风：指因尿酸生成过量或尿酸排泄不充分引起的血液尿酸堆积，造成尿酸盐结晶沉积于软骨、软组织、肾脏以及关节处，而导致关节炎、尿路结石及肾脏疾病，造成患处剧烈疼痛的一种临床病症。

10. Lesch – Nyhan 综合征：也称自毁容貌征，是由于次黄嘌呤 – 鸟嘌呤磷酸核糖转移酶的遗传缺陷使次黄嘌呤和鸟嘌呤不能转换为 IMP 和 GMP，而是降解为尿酸，过量尿酸将导致 Lesch – Nyhan 综合征。其特征是智力迟钝、肌肉痉挛，表现出强制性的自残行为。

11. 半保留复制：DNA 在复制过程中，两条多核苷酸链之间的氢键断裂，形成两条单链，分别以每条链为模板，以脱氧三磷酸核苷为原料，按照碱基互补配对规律，合成新的互补链。新形成的两个 DNA 分子与原来 DNA 分子的核苷酸顺序完全相同，每个子代 DNA 分子中，一条链来自亲代，另一条链是新合成的，故称为半保留复制。

12. 结构基因：转录具有选择性，能转录出 mRNA 并能翻译成蛋白质的 DNA 区段，称为结构基因。

13. 操纵子：是原核生物的转录单位，包括上游调控区、结构基因区、下游转录终止区三个部分。

14. 模板链与编码链：在体内 DNA 的双链中只有一条链可以转录生成 RNA，此链称为模板链。另一条链无转录功能，称为编码链。

15. 外显子：结构基因中具有表达活性的编码序列叫外显子。

16. 内含子：结构基因中，无表达活性，不能编码相应氨基酸的序列称为内含子。

五、问答题

1. 嘌呤核苷酸补救合成的生理意义是什么？

答：嘌呤核苷酸补救合成具有重要的生理意义：①节省从头合成时能量和一些氨基酸的消耗；②体内某些组织器官，例如人的白细胞和血小板、脑、骨髓、脾等由于缺乏从头合成嘌呤核苷酸的酶体系，只能进行嘌呤核苷酸的补救合成。

2. 举例说明各类核苷酸抗代谢药物的作用原理及临床应用。

答：核苷酸类抗代谢药物均为与核苷酸合成有关的类似物，可通过竞争性抑制的方式干扰核苷酸的合成代谢，包括三类：碱基、氨基酸和叶酸的类似物。例如 6 - 巯基嘌呤、8 - 氮杂鸟嘌呤、5 - 氟尿嘧啶是碱基类似物，氮杂丝氨酸及 6 - 重氮 - 5 - 氧正亮氨酸是氨基酸类似物，氨蝶呤及甲氨蝶呤是叶酸类似物，它们均可做为临床抗肿瘤药物使用。

3. 简述参与 DNA 复制的酶与蛋白质因子以及它们在复制中的作用。

答：参与 DNA 复制的酶与蛋白质因子有 DNA 聚合酶、DNA 解螺旋酶、DNA 拓扑异构酶、引物酶、单链 DNA 结合蛋白、DNA 连接酶，它们各自的功能如下。

DNA 聚合酶：催化底物 dNTP 聚合生成新 DNA 链。

DNA 解螺旋酶：促进 DNA 互补双链分离。

DNA 拓扑异构酶：消除 DNA 解螺旋过程产生的张力。

引物酶：在模板起始部位催化引物合成。

单链 DNA 结合蛋白：与解开的 DNA 单链可逆性结合，防止单链重新形成双螺旋。

DNA 连接酶：催化相邻的 DNA 片段以 $3',5'$ - 磷酸二酯键相连接。

4. 简要分析 DNA 复制和转录的异同。

答：转录和复制有许多相似之处：模板均为 DNA；聚合酶均需依赖 DNA；均遵循碱基互补配对原则；聚合过程每次都只延长一个核苷酸；核苷酸之间连接键均是 $3',5'$ - 磷酸二酯键；链的延长方向均从 $5'→3'$。但两者在相似之中又有区别。

DNA 复制和转录的区别如下。

比较要点	DNA 复制	转录
合成模板	DNA 两条链均作模板	DNA 单条链区段作模板
合成原料	dNTP	NTP
重要酶	DNA 聚合酶	RNA 聚合酶
产物	子代双链 DNA 分子	mRNA、tRNA、rRNA
碱基配对	A－T、G－C	A－U、T－A、G－C
引物	需要	不需要

5. 简述真核生物 mRNA 的转录后加工过程。

答：真核生物 mRNA 转录后的初级产物加工修饰包括 5′－末端"帽子"结构的形成、3′－末端多聚 A"尾"结构的形成，以及对 mRNA 链进行剪接等加工修饰过程。

（1）5′－末端"帽子"结构的形成指真核生物 mRNA 的 5′－末端"帽子"结构是 7－甲基鸟嘌呤三磷酸核苷（m7Gppp）。

（2）3′－末端多聚 A"尾"结构的形成指先由核酸外切酶切去 3′－末端的一些多余的核苷酸，然后再在核内多聚腺苷酸聚合酶的催化下，由 ATP 聚合而成。

（3）在酶的作用下切除核内不均一 RNA 中内含子、拼接外显子，使之成为具有指导翻译功能的模板。

6. 列表举出氨基甲酰磷酸合成酶（CPS）I 和 II 的异同点。

答：氨基甲酰磷酸合成酶（CPS）I 和 II 的异同点如下。

	CSP－I	CSP－II
分布	肝细胞线粒体	胞液（所有细胞）
氮源	氨	谷氨酰胺
反应底物	CO_2、NH_3、H_2O	Gln、CO_2
反应产物	氨基甲酰磷酸	氨基甲酰磷酸、Glu
变构激活剂	N－乙酰谷氨酸	无
能量变化	消耗 2 分子 ATP	消耗 2 分子 ATP
功能	合成尿素	合成嘧啶核苷酸

7. 简述参与 RNA 转录的成分及它们在 RNA 合成中的作用。

答：（1）DNA：转录的模板。

（2）四种核糖核苷酸：RNA 合成的原料。

（3）σ 因子：辨认 DNA 上转录起始点。

（4）RNA 聚合酶核心酶：催化四种核糖核苷酸，以 DNA 为模板，按碱基互补配对原则形成磷酸二酯键。

（5）ρ 因子：识别 DNA 上转录终止部位。

8. 大肠杆菌的 DNA 聚合酶和 RNA 聚合酶有哪些重要的异同点？

答：DNA 聚合酶和 RNA 聚合酶都能催化多核苷酸链向 5′→3′方向的聚合。二者不同点为：DNA 聚合酶以双链为模板，而 RNA 聚合酶只能以单链为模板；DNA 聚合酶以 dNTP 为底物，而 RNA 聚合酶以 NTP 为底物；DNA 聚合酶具有 3′→5′以及 5′→3′的外切酶活性，而 RNA 聚合酶没有；DNA 聚合酶可参与 DNA 的损伤修复，而 RNA 聚合酶无此功能；二者的结构也是不相同的。

9. 简述 RNA 转录的基本过程。

答：（1）起始阶段：RNA 聚合酶的 σ 因子辨认 DNA 上的转录起始点，RNA 聚合酶全酶与 DNA 模板结合，σ 因子脱落，核心酶以四种核糖核苷酸为原料，以 DNA 为模板，按碱基互补配对原则催化 RNA 链生成。

（2）延长阶段：RNA 聚合酶核心酶沿 DNA 模板链从 3'→5'滑动。每滑动一个核苷酸的距离，则有一个核糖核苷酸以 DNA 为模板，按碱基互补配对原则与前一个核糖核苷酸形成磷酸二酯键。

（3）终止阶段：ρ 因子可识别 DNA 上的转录终止部位。DNA 上的转录终止部位有特殊的碱基序列，也有助于转录终止。

第十二章　蛋白质生物合成

一、单项选择题

1. B　2. A　3. C　4. D　5. C　6. D　7. D　8. C　9. A　10. B　11. D　12. C　13. C
14. B　15. B　16. C　17. B　18. D　19. D　20. A　21. A　22. A　23. D　24. B　25. B
26. B　27. A　28. C　29. D　30. C　31. B　32. D　33. C　34. A　35. B　36. D　37. A
38. B　39. D　40. C

二、判断题

1. 是　2. 否　3. 否　4. 否　5. 是　6. 是　7. 否　8. 否　9. 是　10. 否

三、填空题

1. mRNA；DNA 序列

2. 3 种 RNA；20 种 AA；蛋白质因子；酶（氨基酰 – tRNA 合成酶、转肽酶）；供能物质及无机离子

3. 方向性；连续性；简并性；摆动性；通用性

4. 5'→3'；N 端→C 端

5. 起始；延伸；终止；延伸；进位（注册）；成肽（转肽）；移位

6. 直接模板；氨基酸载体；参与核蛋白体构成及作为蛋白质合成"装配机"

7. 64

8. UAA；UAG；UGA

四、名词解释

1. 翻译：将 mRNA 分子中的核苷酸碱基序列具体地转变成为蛋白质分子中的氨基酸排列顺序，被称为翻译或蛋白质的生物合成。

2. 核糖体循环：指肽链合成的延长阶段经进位、成肽和转位 3 个步骤而使氨基酸依次进入核糖体并聚合成多肽链的过程。这一过程在核糖体上连续循环进行直至终止，称为核糖体循环。每一次核糖体循环肽链从 N 端向 C 端增加一个氨基酸残基。

3. 反密码子：在 tRNA 反密码环上的 3 个相邻碱基，能与 mRNA 三联体密码子互补

配对，称为反密码子。

4. 多聚核糖体：在蛋白质生物合成过程中，1 条 mRNA 分子上同时与多个核糖体结合所形成的念珠状聚合物，被称为多聚核糖体。

5. 基因重组技术：是指在体外将 2 个或 2 个以上 DNA 分子重新组合并在适当细胞中增殖形成新 DNA 分子的过程。

6. 密码子：mRNA 分子中每 3 个相邻的核苷酸组成一组，形成三联体，在蛋白质生物合成时，代表一种氨基酸的信息，称为遗传密码或密码子。

7. 摆动配对：tRNA 的反密码子中的第 1 个核苷酸与 mRNA 的第 3 个核苷酸（由 5′-末端向 3′-末端方向阅读）配对时，并不严格遵循碱基互补配对规律，除 A－U（相当于 DNA 中的 T）、G－C 可以配对外，U－G、I－C、I－A 亦可相配，此种配对称为摆动配对或不稳定配对。

五、问答题

1. 试述遗传密码的特点。

答：（1）方向性：mRNA 分子中三联体遗传密码的阅读是有方向性的，即 5′-末端→3′-末端。mRNA 遗传密码阅读的方向性（5′→3′）决定了翻译生成蛋白质氨基酸的排列顺序（N 端→C 端）。

（2）连续性：mRNA 分子的三联体密码子阅读既无间断又无重叠。

（3）简并性：同一种氨基酸可以有多种密码子编码，这些密码子的第一和第二位碱基大多相同，只是第三位碱基有一定的摆动性。

（4）通用性：从原核生物到人类都共用同一套遗传密码。

（5）摆动性：tRNA 的反密码子中的第 1 个核苷酸与 mRNA 的第 3 个核苷酸（由 5′-末端向 3′-末端方向阅读）配对时，并不严格遵循碱基互补配对规律，除 A－U（相当于 DNA 中的 T）、G－C 可以配对外，U－G、I－C、I－A 亦可相配，此种配对称为摆动配对或不稳定配对。

2. 论述蛋白质生物合成体系所包含的物质及其作用。

答：（1）3 种 RNA：mRNA 作为合成蛋白质的直接模板；tRNA 转运特定氨基酸，辨认 mRNA 密码子；rRNA 与蛋白质形成核糖体作为合成蛋白质的场所。

（2）20 种氨基酸作为蛋白质合成的原料。

（3）酶：氨基酰-tRNA 合成酶催化特异氨基酸的活化；转肽酶催化肽链延长；酯酶由转肽酶变构而成，水解并释放合成的多肽链。

（4）蛋白质因子：起始因子、延长因子和释放因子分别协助翻译的起始、延长和终止。

（5）ATP、GTP：作为供能物质。

3. 试述 3 种 RNA 在蛋白质生物合成中的作用。

答：（1）mRNA：在蛋白质生物合成中，mRNA 能够作为翻译的直接模板，由 mRNA 线性单链分子中每 3 个相邻核苷酸碱基组成代表 1 种氨基酸的密码子。决定蛋白质分子中的氨基酸排列顺序。

（2）tRNA：在蛋白质生物合成过程中，tRNA 分子依赖其反密码环上的 3 个反密码子辨认 mRNA 密码子，依赖 3′-末端的 CCA-OH 末端结合特定的氨基酸。从而按密码子指令将特定氨基酸带到核糖体上"对号入座"，参与蛋白质多肽链的合成。

（3）rRNA：核糖体是由几种 rRNA 与数十种蛋白质共同构成的超大分子复合体。核糖体的作用是将氨基酸连接起来构成多肽链的"装配机"，即是蛋白质生物合成的场所。

4. DNA 分子中的遗传信息是如何传递到蛋白质分子中的？

答：以 DNA 为模板，转录生成的 mRNA，二者碱基严格互补，即 mRNA 携带了DNA 的遗传信息；mRNA 分子上的碱基排列顺序决定了遗传密码的排序，也就决定了蛋白质多肽链中氨基酸的排列顺序。蛋白质的生物合成，即将 mRNA 携带的遗传信息翻译成氨基酸排列顺序，即蛋白质的一级结构。该一级结构又决定了蛋白质的高级结构与功能。这种功能便是遗传信息通过转录、翻译过程表达为具有特定功能的蛋白质。

5. 简要叙述生物体内蛋白质的合成过程。

答：蛋白质生物合成全过程可以分为起始、延长和终止三个阶段。

（1）起始阶段：在核糖体 50S 和 30S 大小两类亚基、mRNA、具有起始作用的fMet-tRNA^{fMet}、GTP 和 3 种称为起始因子（IF-1、IF-2、IF-3）的蛋白因子等的参与下，形成 70S 起始复合物。

（2）延长阶段：在转肽酶作用下延长肽链。此阶段还需 Mg^{2+} 参与及消耗 GTP 供能，包括进位、成肽和移位 3 个步骤的反复循环。进位是指特定的氨基酰-tRNA 进入核糖体 A 位；成肽是转肽酶催化 P 位的氨基酰转移到 A 位形成肽键的过程；移位是指在EF-G 和 GTP 作用下，核糖体向 mRNA 3′-末端方向移动一个密码子距离。

（3）终止阶段：当终止密码子 UAA、UAG 或 UGA 出现在核糖体的 A 位时，没有相应的氨基酰-tRNA 能与之结合，此时即转入了终止阶段。释放因子（RF）进入核糖体A 位与终止密码子相结合，RF 随即诱导转肽酶变构而成为酯酶活性，使 P 位多肽酰与tRNA 相连的酯键水解，多肽链释放。

6. 1 分子 12 肽合成需要消耗多少高能磷酸键？

答：氨基酸被活化生成氨基酰-tRNA 时，消耗了 2 个高能磷酸键；在肽链延长阶段中，每生成一个肽键，都需要直接从 2 分子 GTP（移位时与进位时各需 1 分子 GTP）获得能量，即消耗 2 个高能磷酸键化合物。所以在蛋白质合成过程中，每生成一个肽键，实际上共需消耗 4 个高能磷酸键。合成一分子 12 肽，共形成 11 个肽键，所以一分子 12 肽合成需要消耗 46 个高能磷酸键。

第十三章　肝的生物化学

一、单项选择题

1. C　2. D　3. D　4. C　5. C　6. A　7. C　8. A　9. D　10. C　11. D　12. B　13. A
14. B　15. B　16. D　17. A　18. D　19. B　20. C　21. B　22. D　23. C　24. D　25. D
26. C　27. A　28. A　29. D　30. C　31. C　32. A　33. D　34. D　35. A　36. C　37. D

38. C   39. D   40. C   41. D   42. B   43. B   44. C   45. A

二、判断题

1. 是   2. 否   3. 是   4. 否   5. 否

三、填空题

1. 两条入肝的血管；两条输出通道

2. 线粒体；微粒体

3. 蛋白质含量高

4. 维持血糖浓度的相对恒定

5. 消化吸收；分解合成

6. 蛋白质；尿素

7. 合成量大；更新快

8. 吸收；储存

9. 灭活激素

10. 胆固醇；胆固醇

11. 游离胆汁酸；结合胆汁酸

12. 初级胆汁酸；次级胆汁酸

13. 胆酸；鹅脱氧胆酸

14. 甘氨酸；牛磺酸

15. 脱氧胆酸；石胆酸

16. 胆红素；胆绿素

17. 铁卟啉化合物

18. 胆固醇 7α – 羟化酶

19. 血红蛋白；细胞色素

20. 胆红素的生成；胆红素的转运

21. 未结合胆红素；结合胆红素

22. 间接胆红素；血胆红素

23. 直接胆红素；肝胆红素

24. 溶血性黄疸；阻塞性黄疸

25. 第一相反应；第二相反应

26. 氧化反应；水解反应

27. 结合反应；葡萄糖醛酸

28. 反应的连续性和多样性；解毒致毒两重性

29. 年龄；性别

四、名词解释

1. 胆汁酸：是胆固醇在肝内代谢产生的、存在于胆汁中的 大类胆烷酸的总称。

2. 初级胆汁酸：是由肝细胞合成的胆汁酸，主要包括胆酸和鹅脱氧胆酸及它们与甘氨酸或牛磺酸的结合物。

3. 次级胆汁酸：是初级胆汁酸在肠道细菌作用下转变生成的脱氧胆酸和石胆酸及它们与甘氨酸或牛磺酸的结合物。

4. 胆汁酸的肠－肝循环：指在肠道中被重吸收的各种胆汁酸，经门静脉重新入肝脏，肝脏再把游离胆汁酸转变成结合胆汁酸，与重吸收回的结合胆汁酸一并随胆汁排入肠腔，此过程称为胆汁酸的肠肝循环。

5. 胆色素：是铁卟啉化合物在体内的主要分解产物，包括胆红素、胆绿素、胆素原和胆素等。

6. 结合胆红素：游离胆红素在肝脏与葡萄糖醛酸等结合，生成葡萄糖醛酸胆红素酯等物质，即结合胆红素。

7. 未结合胆红素：衰老的红细胞在单核－吞噬细胞系统生成的胆红素，未经过肝细胞转化，未与葡萄糖醛酸等结合，称为未结合胆红素。

8. 生物转化作用：肝脏将外源性或内源性非营养物质进行转化，改变其极性，使其易于随胆汁或尿液等排出，这种体内变化过程称为生物转化作用。

9. 黄疸：某些因素导致血液中的胆红素含量增多，形成高胆红素血症。由于胆红素是橙黄色的，对弹性蛋白有较强的亲和力，所以当大量的胆红素扩散入组织时，可将组织黄染，临床上称之为黄疸。

10. 隐性黄疸：血清胆红素含量虽然高于正常范围，但未超过 $2mg/dL$ 时，肉眼可看不到黄疸，即称为隐性黄疸。

五、问答题

1. 何谓胆汁酸的"肠－肝循环"？

答：进入肠道中的各种胆汁酸（包括初级的、次级的、结合型的、游离型的），约有95%可被肠道重吸收，被重吸收回的各种胆汁酸经门静脉入肝，肝脏再把游离胆汁酸转变成结合胆汁酸，与重吸收回的结合胆汁酸一并随胆汁入肠，此过程称为胆汁酸的肠－肝循环。

2. 胆汁酸"肠－肝循环"的生理意义是什么？

答：胆汁酸肠－肝循环的生理意义在于：①补充肝脏合成胆汁酸量的不足，使有限的胆汁酸反复使用，极大地发挥其生理作用。②胆汁酸的重吸收可促进胆汁的分泌，以防止胆固醇结石的产生。

3. 生物转化的类型有哪些？

答：生物转化的反应类型有两类：第一相反应和第二相反应。第一相反应包括氧化反应、还原反应和水解反应；第二相反应为结合反应。

4. 何谓生物转化作用？其生理意义是什么？

答：肝脏可将那些外源性或内源性非营养物质进行转化，改变其极性，使其易于随胆汁或尿液等排出，这种体内变化过程称为生物转化。非营养物质经生物转化后，极性改变（多数极性增大，溶解性也加大，活性降低，毒性减弱，但少数物质的毒性可加大），易于随胆汁或尿排出。

5. 肝脏在糖代谢中的突出作用是什么？这种作用是通过什么机制实现的？

答：肝脏在糖代谢中的突出作用是维持血糖浓度的相对恒定，这种作用是通过糖原的合成和分解及糖异生作用实现的。

6. 简述生物转化的特点。

答：生物转化的特点有：反应的连续性和多样性及解毒致毒的两重性。

（1）反应的连续性指的是一种物质在体内进行生物转化反应时，其过程往往较为复杂，常常需要连续反应，产生多种产物；而且大多先进行第一相反应，再进行第二相反应。反应的多样性指的是同一种或同一类物质在体内可进行多种不同反应。

（2）解毒致毒两重性指的是一种物质在体内经过生物转化作用后，其毒性可能减弱（解毒），也可能增强（致毒）。解毒致毒这一矛盾在不同情况下可以发生转化。

7. 胆色素包括哪些物质？其来源是什么？

答：胆色素包括胆红素、胆绿素、胆素原和胆素，它们是铁卟啉类化合物在体内的主要分解产物。

8. 黄疸有几种类型？名称是什么？

答：黄疸有三种类型，它们是溶血性黄疸、阻塞性黄疸和肝细胞性黄疸。

9. 叙述胆汁酸的代谢过程。

答：胆汁酸的生成是肝脏清除胆固醇的主要方式之一。胆固醇在胆固醇7α-羟化酶的作用下，生成7α-羟胆固醇，7α-羟胆固醇再经过一系列复杂的过程，最后生成初级（游离）胆汁酸，即胆酸和鹅脱氧胆酸。它们分别与甘氨酸和牛磺酸结合生成相应的初级结合胆汁酸，以钠盐的形式随胆汁入肠，发挥帮助脂质消化吸收的作用。之后，被肠道细菌水解脱去甘氨酸和牛磺酸，再发生7-位脱羟基反应，由胆酸变为脱氧胆酸、鹅脱氧胆酸变为石胆酸（次级游离胆汁酸），经肠道吸收入肝脏。在肝脏中再次与甘氨酸和牛磺酸结合，生成相应的次级结合胆汁酸，以胆盐的形式存在，并随胆汁经胆管排入胆囊储存。

进入肠道中的各种胆汁酸（包括初级的、次级的、结合型的、游离型的），约有95%可被肠道重吸收，被重吸收回的各种胆汁酸，经门静脉重新入肝，肝脏再把游离胆汁酸转变成结合胆汁酸，与重吸收回的结合胆汁酸一并随胆汁入肠，此过程称为胆汁酸的肠-肝循环。

10. 简述胆色素在体内的代谢过程。

答：胆色素包括胆红素、胆绿素、胆素原和胆素，它们是铁卟啉类化合物在体内的主要分解产物。其中以胆红素最为重要，故胆色素代谢又称为胆红素代谢。

衰老的红细胞等在单核-吞噬细胞系统中破坏后，释放出血红蛋白，血红蛋白中的血红素在血红素加氧酶的作用下，转变为胆绿素，胆绿素在胆绿素还原酶催化下，生成胆红素（游离胆红素或未结合胆红素）。胆红素进入血液与清蛋白结合，随血到肝脏，被肝细胞内的 Y 或 Z 蛋白运到滑面内质网，在葡萄糖醛酸转移酶的作用下，与葡萄糖醛酸结合成为胆红素二葡萄糖醛酸酯（结合胆红素）。结合胆红素随胆汁入肠，在肠道细菌的作用下，脱去葡萄糖醛酸，逐步还原为无色的胆素原，于肠道下段与空气接触后，氧化为黄褐色的粪胆素，是粪便的主要颜色。肠道内的胆素原，大部分随粪便排出，少部分被重吸收，经门静脉入肝，其中的大部分仍以原形再排至肠道，形成胆素原的肠－肝循环。小部分胆素原进入体循环，随尿排出，在接触空气后氧化为尿胆素，是尿的主要色素。

11. 简述3种黄疸产生的原因及相应的血、尿、便检查变化。

答：在正常情况下，体内不断有胆红素生成，又不断地随胆汁排泄，使得胆红素的来源和去路保持动态平衡的状态。当某些因素导致胆红素生成或肝细胞摄取、转化、排泄过程发生障碍时，均可导致胆红素代谢紊乱，使血液中的胆红素含量增多，造成高胆红素血症。由于胆红素是橙黄色的，且对弹性蛋白有较强的亲和力，所以如大量的胆红素扩散入组织时，可将组织黄染，临床上称之为黄疸。

3种黄疸的产生原因及相应的生化表现如下。

| 黄疸类型 | 产生原因 | 血胆红素 | | 尿色 | 粪便颜色 | 尿三胆 | | |
		间接（未结合）	直接（结合）			胆红素	胆素原	胆素
溶血性	各种原因导致红细胞破坏过多，未结合胆红素产生过多，超过肝脏的处理能力所致	明显增多	轻度增多	较深	加深	阴性	明显增多	明显增多
阻塞性	各种原因造成胆管阻塞，使肝内胆红素排出受阻，返流入血所致	轻度增多	明显增多	变浅	变浅或陶土色	强阳性	减少或缺少	减少或缺少
肝细胞性	肝脏病变，肝细胞受损，肝功能减退，使肝细胞对胆红素的摄取、结合和排泄产生障碍所致	中度增多	中度增多	变浅	变浅或正常	阳性	正常或轻度增多	正常或轻度增多

12. 试比较未结合胆红素和结合胆红素。

答：①未结合胆红素和结合胆红素的来源不同。未结合胆红素是由红细胞衰老后，在单核－吞噬细胞系统中通过酶的作用产生的。结合胆红素是在肝脏中与葡萄糖醛酸结合后产生的。②未结合胆红素和结合胆红素的结构不同。未结合胆红素由于其分子内部形成氢键，不能与重氮试剂直接起反应，须先加入乙醇或尿素破坏氢键，才能与重氮试剂生成紫红色的偶氮化合物。结合胆红素由于与葡萄糖醛酸结合后不存在分子内氢键，可以与重氮试剂直接迅速地反应形成紫红色偶氮化合物。③未结合胆红素和结合胆红素的性质不同。具体内容如下。

	未结合胆红素	结合胆红素
与葡萄糖醛酸	未结合	结合
与重氮试剂反应	慢，间接	快，直接
在水中的溶解度	难溶	易溶
透过细胞膜的能力	易	难
通过肾脏随尿排出	不能	能

13. 何谓胆素原的肠－肝循环?

答：在肝细胞内形成的结合胆红素随胆汁排入肠道后，在肠道细菌的作用下，先脱去葡萄糖醛酸，再逐步还原生成无色的胆素原。胆素原在肠道形成后，大部分随粪便排出，小部分的胆素原由肠道重吸收经门静脉回到肝脏，其中大部分仍以原形再排至肠道，形成胆素原的肠－肝循环。

14. 试解释阻塞性黄疸病人大便颜色变浅甚至呈陶土色的原因。

答：结合胆红素在肝细胞内形成后，随胆汁排入肠道，在肠道细菌的作用下，脱去葡萄糖醛酸，再逐步还原生成无色的胆素原，大部分胆素原在肠道下段与空气接触后，进一步氧化成黄褐色的（粪）胆素，这就是粪便为什么是黄褐色的主要原因。由于各种情况造成胆管阻塞，使已结合的胆红素不易或不能进入肠道，因而肠道中胆素原的生成减少或缺乏，致使病人的大便颜色变浅甚至是陶土色。

15. 根据你所学过的生物化学知识，阐述肝脏疾病引起肝性昏迷的原因。

答：肠道腐败作用产生的氨和氨基酸分解产生的氨，是一种有毒的物质，它们可在肝中经鸟氨酸循环转化为无毒的尿素，以解氨毒。这是肝脏的重要功能之一，也是体内尿素合成的重要途径。当肝脏病变时，合成尿素的能力下降，血氨浓度升高，机体为了减少氨毒，利用体内的 α －酮戊二酸与氨作用，生成谷氨酸，谷氨酸再与氨结合，生成谷氨酰胺，以减少氨对大脑的毒性作用。由于 α －酮戊二酸是三羧酸循环的重要中间产物，三羧酸循环是体内糖、脂质和蛋白质三大物质代谢的共同途径，是释放能量的重要环节，α －酮戊二酸的消耗必然会导致三羧酸循环的减弱，从而使脑组织中 ATP 的生成减少，引起大脑功能的障碍，这是肝性昏迷的原因之一。

第十四章　水和无机盐代谢

一、选择题

1. C　2. B　3. D　4. C　5. C　6. A　7. B　8. B　9. A　10. D　11. D　12. C　13. D　14. D　15. A　16. C　17. C　18. A　19. C　20. C　21. A　22. A

二、判断题

1. 否　2. 否　3. 是　4. 否　5. 否

三、填空题

1. 神经；体液；器官；系统

2. 饮水和食物中所含水；排尿；肾脏；抗利尿激素

3. 神经；激素；肾脏

4. 2.5；水平衡

5. 机体；外环境；吸收；排泄

四、名词解释

1. 内生水：为机体蛋白质、脂肪和糖代谢时所产生的水。通常成人的每日内生水量为 300mL。

2. 钙、磷溶度积：血中钙、磷浓度之间保持着一定的数量关系即 [Ca] · [P] 是1个常数，称为溶度积，以 mg/L 为单位时，正常人的钙、磷溶度积为 350~400。

3. 低钙血症：指血清离子钙浓度的异常减低。当血钙浓度低于 1.75mmol/L 或离子钙浓度低于 0.875mmol/L 时即为低钙血症。

五、问答题

1. 简述水的重要生理功能。

答：水的重要生理功能包括：①是细胞和体液的重要组成部分，维持着组织的形态和功能。②构成生化反应的良好环境，参与人体的新陈代谢。水参与水解、水化、加水脱氢等的生化反应，并运送养分，排泄细胞代谢产物，在营养物质的消化、吸收等方面均有重要作用。③维持机体产热与散热的平衡，协助调节体温。水的流动性大，可随着血液循环流动达到协助调节全身体温的目的。④润滑功能。体液具有良好的润滑作用，有助于维持组织器官的活动与功能。

2. 简述无机盐的重要生理功能。

答：无机盐的重要生理功能包括：①构成组织细胞成分。②在体内主要以离子形式存在，构成体液中各种缓冲体系，维持组织与体液间的渗透压和酸碱平衡。③以一定的浓度和比例维持神经、肌肉组织正常的兴奋性（又称应激性）。④构成激素、维生素、蛋白质和多种酶类的成分，调节机体正常的代谢。

3. 机体是如何调节水、电解质代谢平衡的？

答：机体通过神经－激素调节水、电解质的代谢，维持其分布、组成及容量的相对恒定。主要调节机制包括：

（1）神经调节。①口渴感觉调节。当机体缺水时，血浆和细胞间液的渗透压升高，下丘脑视前区渗透压感受器受到刺激，兴奋传到大脑皮质，引起口渴反射而思饮水。②排泄神经调节。中枢神经中有调节钠排泄的机制，当 Na^+ 浓度升高时，对钠敏感的感受器受到刺激，引起尿钠增多，血浆和尿中肾素分泌减少；当 Na^+ 浓度降低时，对钠敏感的感受器活性减弱，尿钠减少，血浆和尿中肾素分泌增多。

（2）激素调节。①抗利尿激素主要通过提高肾脏对水的重吸收作用调节水的排泄。ADH 分泌增多时，尿液浓缩和尿量减少，使血浆渗透压降低、血容量恢复、血压回升，维持体液平衡。反之，分泌抑制时尿量增多，使体内过多的水排出。②醛固酮主要作用于肾脏，具有保 Na^+、保水的作用。ADS 分泌增强时，肾脏 Na^+ 和水的重吸收增加，血容量恢复、血压回升，维持体液平衡。相反，分泌减少时，肾重吸收 Na^+ 和水减少，促使血容量下降。③利尿钠激素可减少肾小管对钠的重吸收。④心钠素可以增加肾小球滤过压，产生排钠利尿作用，同时增加肾小球旁器细胞的兴奋性，减少肾素的合成与分泌。

4. 血钙的主要存在形式有哪些？调节血钙水平的激素有哪些？

答：血钙以离子钙和结合钙两种形式存在。其中部分（约占血浆总钙的40%）与血浆蛋白质相结合，不能透过毛细血管壁，故称为非扩散钙；小部分（约占血浆总钙的15%）与柠檬酸、重碳酸盐等形成的复合钙和离子钙（约占血浆总钙的45%）可以透过毛细血管壁，则称为可扩散钙。非扩散钙与离子钙之间可以互相转化。当血中 pH 降低时，促进结合钙解离，Ca^{2+} 增加；反之，当 pH 增高时，结合钙增多，Ca^{2+} 减少。因此，酸中毒时蛋白结合钙向离子钙转化；碱中毒时，血浆总钙量不变，血浆离子钙浓度降低。在调节钙、磷代谢，维持血钙正常浓度中起重要作用的激素主要有甲状旁腺素、降钙素和 $1,25 - (OH)_2 - D_3$。

5. 简述调节钙、磷代谢的主要因素及其调节机制。

答：调节钙、磷代谢主要由甲状旁腺素、降钙素及 $1,25 - (OH)_2 - D_3$ 3 种激素协同调节作用。①甲状旁腺素通过促进溶骨作用，提高血钙；促进磷的排出，钙的重吸收，使血钙浓度增加、血磷浓度下降。②降钙素主要通过抑制骨基质溶解，减少骨骼钙、磷入血，并抑制肾小管对钙、磷的重吸收，进而促进钙、磷经尿排泄，同时间接影响肠道对钙离子的吸收，起到降低血钙和血磷的作用。③$1,25 - (OH)_2 - D_3$ 为维生素 D_3 的活化型。维生素 D_3 通过促进骨钙动员，小肠对钙、磷的吸收与肾小管的重吸收作用，升高血钙和血磷。在正常人体内，通过上述 3 种物质的相互制约、相互协调，以适应环境的变化，保持血钙、血磷浓度的相对恒定。

6. 简述体内水的来源和去路。

答：体内水的来源途径有 3 条：①饮水，约 1200mL。②食物中含水，约 1000mL。③代谢产生水，约 300mL。

体内水的排出途径有 4 条：①肾脏排出，约 1500mL。②皮肤蒸发，约 500mL。③肺排出，约 350mL。④肠道排出，约 150mL。

第十五章 酸碱平衡

一、单项选择题

1. B 2. B 3. B 4. C 5. B 6. A 7. A 8. B 9. A 10. C 11. B 12. C

二、判断题

1. 是 2. 否 3. 是 4. 是 5. 否

三、填空题

1. 糖；脂肪；蛋白质

2. 蔬菜；水果

3. 血液的缓冲作用；肺的调节；肾的调节

4. CO_2；H_2CO_3

5. $NaHCO_3$ 的重吸收；尿液的酸化；NH_3 的分泌；酸性物质；$NaHCO_3$

6. 挥发酸；固定酸

7. 7.35；7.45

8. 代谢性碱；代谢性酸

9. 泌 H^+；泌 NH_3；泌 K^+；Na^+

10. 代谢性酸中毒；代谢性碱中毒；呼吸性酸中毒；呼吸性碱中毒

四、名词解释

1. 酸碱平衡：机体调节体液的 pH 值，使之维持在恒定范围内的过程。

2. 挥发酸：糖、脂质和蛋白质在分解代谢过程中，产生的 CO_2 和水，两者结合生成碳酸，在肺部碳酸可转变为 CO_2 呼出，所以称为挥发酸。

3. 固定酸：将体内物质代谢产生的不能由肺呼出，只能经肾脏随尿排出的酸性物质（例如磷酸、硫酸、乳酸、丙酮酸等）称为固定酸。

4. 代谢性酸中毒：各种原因导致血浆中 $NaHCO_3$ 含量原发性减少的现象，称为代谢性酸中毒。

五、问答题

1. 严重腹泻会引起何种类型的酸碱平衡紊乱？肺和肾脏如何进行调节？

答：严重腹泻患者丢失大量的碱性消化液，引起血浆 $NaHCO_3$ 含量原发性下降，导致代谢性酸中毒的发生。此时机体进行的调节有：①肺的调节。由于 $NaHCO_3$ 含量下降，H_2CO_3 含量相对较高，呼吸中枢兴奋，呼吸加深加快，CO_2 呼出增多，从而降低血浆 H_2CO_3 含量。②肾脏的调节。肾脏通过 $NaHCO_3$ 的重吸收、尿液的酸化、NH_3 的分泌等方式，排出过多的固定酸；$NaHCO_3$ 重吸收和再生，以提高血浆 $NaHCO_3$ 含量来维持 $[NaHCO_3]$／$[H_2CO_3]$ 的比值。如果两者比值能维持在 20/1 附近，pH 值不变，若比值改变，引起酸碱平衡紊乱。

2. 简述机体调节酸碱平衡的三大体系。

答：机体对酸碱平衡的调节过程中，血液缓冲作用是第一道防线，进入血液的固定酸或固定碱，主要被碳酸氢盐缓冲体系所缓冲；挥发性酸主要由血红蛋白缓冲体系进行缓冲；血液缓冲作用的调节迅速有效，但缓冲能力有限，结果势必引起 $NaHCO_3$ 与 H_2CO_3 含量及比值的改变，需要肺和肾的协同调节。肺通过呼吸运动迅速有效的调节 CO_2 的排出量，以维持 H_2CO_3 含量，但只局限于对呼吸性成分的调节。肾脏通过 $H^+ - Na^+$ 交换及泌 NH_4^+ 作用以排酸保碱，来调节血浆 $NaHCO_3$ 含量，发挥作用虽迟缓，但效率高，作用持久，能彻底排出过多的酸或碱，起着根本性的调节作用。上述 3 种调节前后呼应，相互协同，共同维持体液 pH 值的稳定。

模拟试卷

模拟试卷（A）

一、单项选择题（每题有 **A、B、C、D** 四个备选答案，从中选择一个最佳答案，并将相应字母填在下表相应题号下面。每题 **1** 分，共 **30** 分）

1	2	3	4	5	6	7	8	9	10	11	12	13	14	15

16	17	18	19	20	21	22	23	24	25	26	27	28	29	30

1. 既能降低神经肌肉兴奋性，又能提高心肌兴奋性的离子是

   A. Na^+　　　　　　B. K^+　　　　　　C. OH^-　　　　　　D. Ca^{2+}

2. 调节酸碱平衡作用最强而持久的方式是

   A. 血液的缓冲作用　　　　　　B. 肺的调节作用

   C. 肾脏的排酸保碱作用　　　　D. 细胞的缓冲作用

3. 蛋白质的基本化学键是

   A. 二硫键　　　B. 氢键　　　C. 盐键　　　D. 肽键

4. 双螺旋结构属于 DNA 的

   A. 一级结构　　　B. 二级结构　　　C. 三级结构　　　D. 四级结构

5. 核酸的基本组成单位是

   A. 核糖核酸　　　B. 脱氧核糖核酸　　　C. 核苷　　　D. 单核苷酸

6. 我国科学家首先采用人工方法成功合成了具有生物活性的结晶牛胰岛素是

   A. 1845 年　　　B. 1903 年　　　C. 1953 年　　　D. 1965 年

7. 下列可作为激素第二信使的化合物是

   A. cAMP　　　B. ATP　　　C. TTP　　　D. AMP

8. 嘌呤核苷酸分解代谢过程的关键酶是

   A. 黄嘌呤氧化酶　　　　　　B. 次黄嘌呤氧化酶

   C. 尿酸氧化酶　　　　　　　D. PRPP 合成酶

9. 谷 – 丙转氨酶（GPT 或 ALT）活性最高的器官是

    A. 肺脏   B. 肝脏   C. 心肌   D. 胰脏

10. 酶原激活的实质是

    A. 多肽链缩短   B. 肽链消化水解

    C. 改变化学基团   D. 活性中心的形成或暴露

11. 有机磷农药中毒时血清中酶活性降低的是

    A. 淀粉酶   B. 转氨酶   C. 胆碱酯酶   D. LDH

12. 夜盲症是由于缺乏

    A. 维生素 A   B. 维生素 B_1 C. 维生素 D   D. 维生素 C

13. 一碳单位的载体是

    A. 叶酸   B. 泛酸   C. FH_4 D. 生物素

14. 原核生物新合成多肽链 N 端的第一位氨基酸为

    A. 蛋氨酸   B. 赖氨酸   C. 甲酰蛋氨酸   D. 半胱氨酸

15. 有氧氧化主要存在于细胞的

    A. 细胞液   B. 粗面内网   C. 线粒体和胞液   D. 细胞核

16. 糖酵解的产物是

    A. 柠檬酸   B. 乙酰 CoA   C. 天冬氨酸   D. 乳酸

17. 三羧酸循环全过程发生于

    A. 胞液   B. 胞液和线粒体   C. 线粒体   D. 胞核和线粒体

18. 糖异生的主要器官是

    A. 肝   B. 胰   C. 脑   D. 肌肉

19. 血脂质的运输形式是

    A. 血浆脂蛋白   B. 类脂   C. 脂肪   D. 脂肪酸

20. VLDL 的主要功能是

    A. 转运外源性脂肪   B. 转运内源性脂肪

    C. 转运外源性胆固醇   D. 转运磷脂

21. 降低血糖的激素为

    A. 胰岛素   B. 胰高血糖素   C. 肾上腺素   D. 去甲肾上腺素

22. 氮总平衡常见于

    A. 糖尿病患者   B. 烧伤患者   C. 老年人   D. 正常成人

23. 人体内的挥发性酸是

    A. 盐酸   B. 碳酸   C. 尿酸   D. 硫酸

24. 体内氨基酸脱氨基的主要方式是

    A. 联合脱氨   B. 氧化脱氨   C. 转氨基作用   D. 还原脱氨

25. 能与受体呈特异性结合的信息分子称为

    A. 受体结合物   B. 诱导物   C. 配体   D. 激素

26. 合成蛋白质时除 ATP 供能外，还需要
    A. CTP   B. UTP   C. GTP   D. TTP

27. 为了防止人在高温下剧烈劳动时出现肌肉痉挛，最好喝一些
    A. 糖水   B. 淡食盐水   C. 汽水   D. 纯净水

28. 生物转化的结果是使被转化的物质
    A. 全部解毒   B. 脂溶性变大   C. 极性增加   D. 氧化供能

29. 可以转变为胆汁酸的物质是
    A. 胆固醇   B. 磷脂   C. 脂肪酸   D. 胆色素

30. 体内含量最多的无机盐是
    A. 钙、钾   B. 钠、钾   C. 钙、磷   D. 钾、氯

二、判断题（每题 1 分，共 10 分）

1. 当固定酸进入血液后，主要由血红蛋白缓冲体系参与缓冲。（是□；否□）

2. 抗利尿激素的作用是促进肾小管和集合管对水分的重吸收。（是□；否□）

3. 糖类是人体内含量最少的物质。（是□；否□）

4. 用于氧化供能是维生素的主要生物化学功能。（是□；否□）

5. 1 种辅助因子只能与 1 种酶蛋白结合。（是□；否□）

6. 线粒体外其他氧化体系也会产生 ATP 为机体供能。（是□；否□）

7. 酶含量的调节属快速调节范畴。（是□；否□）

8. 激素是由正常机体某些组织产生，能进行远距离调节的一类信息分子。（是□；否□）

9. 色氨酸是体内代谢生成黑色素的唯一氨基酸。（是□；否□）

10. 生物体内的信息分子都是有机小分子。（是□；否□）

三、填空题（每空 1 分，共 20 分）

1. _____在生物体内彻底氧化分解生成_____和_____并释放能量的过程称为生物氧化，又称为_____或_____。

2. 严重呕吐可发生_____中毒；严重腹泻可发生_____中毒。

3. 酶活性中心的必需基团有_____和_____2 种。

4. 组成核酸嘌呤碱的主要有_____和_____。

5. 肝脏在糖代谢中的作用主要是_____，它是通过_____、_____和_____来维持的。

6. 物质代谢调节分为_____、_____及_____3 个层次。

7. ATP 生成的方式有_____和_____。

四、名词解释（每小题 4 分，共 20 分）

1. 翻译

2. 蛋白质 pI

3. 维生素

4. 外显子

5. 胆色素

五、问答题（共 20 分）

1. 简述酮体代谢的特点和意义。（6 分）

2. 列表比较糖的无氧酵解与有氧氧化的区别，主要从细胞定位、反应条件、最终产物及净生成 ATP 数等方面进行比较。（8 分）

比较要点	无氧酵解	有氧氧化
细胞定位		
反应条件		
最终产物		
净生成 ATP/mol		

3. 体内氨的来源与去路各有哪些？（6 分）

模拟试卷（B）

一、单项选择题（每题有 A、B、C、D 四个备选答案，从中选择一个最佳答案，并将相应字母填在下表相应题号下面。每题 1 分，共 30 分）

1	2	3	4	5	6	7	8	9	10	11	12	13	14	15

16	17	18	19	20	21	22	23	24	25	26	27	28	29	30

1. 在血液分析、气体与电解质平衡、蛋白质化学，特别是蛋白质变性理论等领域研究方面作出了杰出贡献的我国科学家是
   A. 李时珍　　　　B. 吴宪　　　　C. 陈景润　　　　D. 钱学森

2. 蛋白质分子的基本化学键是
   A. 磷酸二酯键　　B. 二硫键　　　　　　C. 氢键　　　　　　　D. 肽键

3. 某一蛋白质 pI = 5.6，使其带正电荷的溶液是
   A. 溶液 pH 为 5.0　　　　　　　　　B. 溶液 pH 为 6.0
   C. 溶液 pH 为 7.0　　　　　　　　　D. 溶液 pH 为 8.0

4. DNA 的二级结构是
   A. α – 螺旋　　　B. β – 片层　　　C. β – 转角　　　D. 双螺旋结构

5. 属于糖类衍生物信息分子的是
   A. 生长素　　　　B. 生长因子　　　C. 去甲肾上腺素　　D. IP_3

6. 真核细胞的 DNA 主要存在于
   A. 核蛋白体　　　B. 核染色体　　　C. 溶酶体　　　　　D. 线粒体

7. 转氨酶的辅酶分子中含
   A. VitPP　　　　B. $VitB_2$　　　　C. $VitB_1$　　　　D. $VitB_6$

8. 调节水和无机盐代谢的最高中枢是
   A. 垂体前叶　　　B. 大脑皮层　　　C. 下丘脑　　　　　D. 垂体后叶

9. 肝脏损伤时，患者血清中含量显著增高的是
   A. LDH_1　　　B. LDH_2　　　C. LDH_3　　　D. LDH_5

10. 维生素 B_1 严重缺乏可引起
    A. 口角炎　　　B. 佝偻病　　　C. 脚气病　　　　D. 坏血病

11. 糖酵解途径中催化不可逆反应的酶是
    A. 醛缩酶　　　　　　　　　B. 3 – 磷酸甘油醛脱氢酶
    C. 果糖二磷酸酶　　　　　　D. 丙酮酸激酶

12. 与丙酮酸氧化脱羧生成乙酰辅酶 A 无关的维生素是
    A. 维生素 B_1　　B. 维生素 PP　　C. 维生素 B_2　　D. 维生素 B_6

13. 1 分子乙酰 CoA 经三羧酸循环彻底氧化成 CO_2 和 H_2O，氧化后生成的 ATP 个数是
    A. 2　　　　　B. 3　　　　　C. 5　　　　　D. 10

14. 下列脂蛋白增高可预防动脉粥样硬化的是
    A. CM　　　　B. VLDL　　　C. LDL　　　　D. HDL

15. 转运外源性甘油三酯的脂蛋白是
    A. CM　　　　B. HDL　　　　C. LDL　　　　D. VLDL

16. 不能以酮体作为能源物质的器官是
    A. 心脏　　　B. 脑　　　　C. 肾上腺　　　D. 肝脏

17. 细胞色素氧化酶是
    A. NAD^+　　B. FAD　　　C. FMN　　　D. $Cyta_3$

18. 血浆缓冲体系中缓冲能力最强的是
    A. $NaHCO_3/H_2CO_3$　　　　　　B. Na_2HPO_4/NaH_2PO_4

C. Na – Pr/H – Pr   D. K – Hb/H – Hb

19. 经转氨基作用可生成草酰乙酸的氨基酸是

    A. 甘氨酸   B. 缬氨酸   C. 天冬氨酸   D. 谷氨酸

20. 氨基甲酰磷酸合成酶 I 属于

    A. 三羧酸循环   B. 丙氨酸 – 葡萄糖循环

    C. 鸟氨酸循环   D. 蛋氨酸循环

21. 人体嘌呤核苷酸分解的特征终产物是

    A. 尿素   B. 肌酸   C. 肌酐   D. 尿酸

22. 成人每天最低尿量为

    A. 500mL   B. 1000mL   C. 1500mL   D. 2000mL

23. 合成 DNA 的原料是

    A. dNMP   B. dNTP   C. NTP   D. NMP

24. 1 分子软脂酰 CoA 经过 β – 氧化可生成乙酰 CoA 的分子数是

    A. 2   B. 7   C. 8   D. 38

25. 生物学中心法则中复制的产物是

    A. tRNA   B. mRNA   C. rRNA   D. DNA

26. 与 mRNA 中密码子 5′ – ACG – 3′ 相应的反密码（5′→3′）是

    A. CGA   B. CGU   C. UCG   D. UGC

27. 肝脏生物转化作用第一相反应中最重要的酶是

    A. 加单氧酶   B. 加双氧酶   C. 胺氧化酶   D. 水解反应

28. 血浆胶体渗透压的大小取决于

    A. 无机离子含量   B. 葡萄糖浓度

    C. 球蛋白浓度   D. 清蛋白浓度

29. 维生素 D 的活性形式是

    A. $VitD_3$ B. $VitD_2$

    C. 25 – 羟维生素 D_3 D. 1,25 – 二羟维生素 D_3

30. 病人出现高血钾时应当输入

    A. 生理盐水   B. $NaHCO_3$

    C. 全血   D. 葡萄糖中加适量胰岛素

二、判断题（每题 1 分，共 10 分）

1. 发酵离不开酵母菌细胞。（是□；否□）

2. 蔬菜和水果是成碱性食物。（是□；否□）

3. DNA 的生物合成有 DNA 复制和 RNA 逆转录两种方式。（是□；否□）

4. 次级胆汁酸是在肝内由初级游离胆汁酸转变生成的。（是□；否□）

5. 血浆钙中非扩散钙与离子钙之间不能互相转化。（是□；否□）

6. 细胞内信息分子都是溶于水的，否则是不可能在血液中运输并发挥作用的。（是□；否□）

7. 能进行糖异生作用的组织主要是肾脏，其次是肝脏。（是□；否□）

8. 人体组织蛋白质和多肽类物质均由 L - 型氨基酸组成。（是□；否□）

9. 维生素 B_6 包括三种物质，它们是吡哆醇、吡哆醛和吡哆胺。（是□；否□）

10. 胆固醇合成的限速酶是 HMGCoA 还原酶。（是□；否□）

三、填空题（每空 1 分，共 20 分）

1. 蚕豆病是因为患者缺乏 _____ 酶。_____ 是红细胞产生 NADPH 的唯一途径。

2. 胆色素包括 _____、_____、_____ 和 _____。

3. 酪氨酸酶缺乏可出现 _____ （病名）。

4. 密码子共有 _____ 个，其中编码氨基酸的密码子有 _____ 个。起始密码子是 _____。

5. DNA 复制时，改变模板 DNA 超螺旋结构的酶是 _____；解开 DNA 双螺旋结构的酶是 _____。

6. 核苷酸抗代谢物中，常见的嘌呤类似物有 _____；常见的嘧啶类似物有 _____。

7. NH_3 在血液中主要是以 _____ 和 _____ 的形式被运输的。

8. 人体所需水的主要来源是 _____，排出体内水的最主要途径是 _____，排泄器官是 _____，主要通过垂体后叶释放 _____ 来调节其活动。

四、名词解释（每题 4 分，共 20 分）

1. 转氨基作用

2. 转录

3. 钙、磷溶度积

4. 酶

5. 酸碱平衡

五、问答题（共 20 分）

1. 使蛋白质变性的因素有哪些？蛋白质变性后理化性质有何改变？（8 分）

2. 根据甲状腺激素对氧化磷酸化的影响，简要分析甲状腺功能亢进患者的临床表现。（7 分）

3. 简述真核生物 mRNA 的转录后加工过程。（5分）

模拟试卷（C）

一、单项选择题（每题有 A、B、C、D 四个备选答案，从中选择一个最佳答案，并将相应字母填在下表相应题号下面。每题1分，共30分）

1	2	3	4	5	6	7	8	9	10	11	12	13	14	15

16	17	18	19	20	21	22	23	24	25	26	27	28	29	30

1. 含有两个羧基的氨基酸有
   A. 精氨酸　　　　　B. 赖氨酸　　　　　C. 甘氨酸　　　　　D. 谷氨酸

2. 蛋白质变性是由于
   A. 氨基酸排列顺序的改变　　　　　B. 氨基酸组成的改变
   C. 肽键的断裂　　　　　　　　　　D. 蛋白质空间结构的破坏

3. 人体内蛋白质含量为
   A. 55%～67%　　B. 15%～18%　　C. 10%～15%　　D. 3%～4%

4. 决定酶在催化反应中专一性的部分是
   A. 酶蛋白　　　　B. 辅酶或辅基　　　C. 金属离子　　　D. 底物的解离程度

5. 肝糖原可以补充血糖，因为肝脏有
   A. 果糖二磷酸酶　　　　　　　　　B. 葡萄糖激酶
   C. 葡萄糖－6－磷酸酶　　　　　　　D. 磷酸葡萄糖变位酶

6. 体内胆固醇合成的起始物质是
   A. 丙酮酸　　　　B. 草酸　　　　　　C. 苹果酸　　　　D. 乙酰 CoA

7. 氰化物中毒是由于抑制了
   A. $Cytb_5$　　　　B. Cytb　　　　　　C. Cytc　　　　　D. $Cytaa_3$

8. 在胞液内进行的代谢途径有
   A. 三羧酸循环　　B. 氧化磷酸化　　　C. 脂肪酸合成　　D. 脂肪酸 β－氧化

9. 酶的化学修饰调节的主要方式是
   A. 甲基化与去甲基化　　　　　　　B. 乙酰化与去乙酰化
   C. 磷酸化与去磷酸化　　　　　　　D. 聚合与解聚

10. 下列没有遗传密码的氨基酸是
    A. 色氨酸　　　　B. 蛋氨酸　　　　C. 脯氨酸　　　　D. 鸟氨酸

11. 含稀有碱基比较多的核酸是
    A. DNA　　　　　B. tRNA　　　　　C. rRNA　　　　　D. mRNA

12. 使蛋白质沉淀而又不使之变性的方法是加入
    A. 硫酸铵　　　　B. 三氯醋酸　　　C. 钨酸　　　　　D. 酒精

13. 体内含量最多的无机盐是
    A. 钙、钾　　　　B. 钠、钾　　　　C. 钙、磷　　　　D. 钾、氯

14. 下列是胆红素最主要来源的物质是
    A. 肌红蛋白　　　B. 过氧化物酶　　C. 过氧化氢酶　　D. 血红蛋白

15. 导致脂肪肝的主要原因是
    A. 进食脂肪过多　　　　　　　　　B. 肝中合成的脂肪过多
    C. 肝中脂肪运出障碍　　　　　　　D. 由糖转变为脂肪过多

16. 肝脏进行生物转化时，葡萄糖醛酸的活性供体是
    A. GA　　　　　　B. UDPGA　　　　C. ADPGA　　　　D. UDPG

17. 下列不是脂溶性维生素的是
    A. 维生素 A　　　B. 维生素 D　　　C. 维生素 E　　　D. 维生素 C

18. 携带脂肪酰基进入线粒体的是
    A. HSCoA　　　　B. 丙酮酸　　　　C. 肉碱　　　　　D. NAD^+

19. 合成酮体的限速酶是
    A. HMGCoA 合成酶　　　　　　　　B. HMGCoA 还原酶
    C. HMGCoA 裂解酶　　　　　　　　D. 乙酰 CoA 羧化酶

20. 体内的 CO_2 来自
    A. 碳原子被氧原子氧化　　　　　　B. 呼吸链的氧化还原过程
    C. 有机酸的脱羧　　　　　　　　　D. 糖原的分解

21. 碱储习惯上储存的是
    A. $KHCO_3$　　　B. $NaHCO_3$　　　C. Na_2HPO_4　　D. NaH_2PO_4

22. 生物转化时氧化反应进行的主要部位是
    A. 线粒体　　　　B. 细胞液　　　　C. 微粒体　　　　D. 细胞膜

23. 常见第二信使中不包含的是
    A. Ca^{2+}　　　　B. cGMP　　　　　C. cAMP　　　　　D. mRNA

24. 下列不能经过糖异生途径生成葡萄糖的是
    A. 酮体　　　　　B. 甘油　　　　　C. 丙酮酸　　　　D. 乳酸

25. 下列胆汁酸中，属于初级胆汁酸的是
    A. 牛磺鹅脱氧胆酸　　　　　　　　B. 牛磺脱氧胆酸
    C. 牛磺石胆酸　　　　　　　　　　D. 甘氨脱氧胆酸

26. 在蛋白质生物合成中催化氨基酸之间形成肽键的酶是
    A. 氨基酸合成酶   B. 羧基肽酶
    C. 转肽酶   D. 氨基肽酶

27. 多数基因表达调控环节发生在
    A. 复制水平   B. 转录水平   C. 翻译水平   D. 翻译后水平

28. 关于限速酶的错误叙述是
    A. 催化限速反应   B. 活性可调节
    C. 存在于代谢途径中   D. 只有一种形式

29. 酸中毒时常伴有血钾过高，其主要原因是
    A. $NH_4^+ - Na^+$ 交换增加   B. $H^+ - Na^+$ 交换加强
    C. 醛固酮分泌减少   D. 肾功能衰竭，排 K^+ 障碍

30. 急性胰腺炎病人血清中活性增高的具有临床诊断价值的酶是
    A. 乳酸脱氢酶   B. 淀粉酶
    C. 6 - 磷酸葡萄糖脱氢酶   D. 胆碱酯酶

二、判断题（每题 1 分，共 10 分）

1. G + C 占碱基总量的比例越高，T_m 值越低。（是□；否□）

2. 1 种辅助因子只能与 1 种酶蛋白结合构成 1 种专一性的酶。（是□；否□）

3. 蛋白质的亚基（或称亚单位）和肽链是同义的。（是□；否□）

4. DNA 复制和转录时均以两条链为模板。（是□；否□）

5. 氨在肝脏主要经三羧酸循环合成尿素而解毒。（是□；否□）

6. 钙、磷代谢仅受降钙素的调节。（是□；否□）

7. 糖酵解是机体在缺氧情况下迅速获得能量以供急需的有效方式。（是□；否□）

8. 肝脏不能氧化利用酮体是由于缺乏琥珀酰 CoA 转硫酶。（是□；否□）

9. 氨基酸活化时，在氨基酰 - tRNA 合成酶的催化下，由 ATP 供能，消耗 1 个高能磷酸键。（是□；否□）

10. DNA 复制延伸时的主要过程需要 DNA 聚合酶催化。（是□；否□）

三、填空题（每空 1 分，共 20 分）

1. 生物化学的发展经历了_____、_____和_____ 3 个阶段。

2. 维生素 PP 是_____衍生物，有尼克酸和尼克酰胺 2 种形式，其中辅酶形式是_____与_____，作为脱氢酶的辅酶，起_____作用。

3. 肺主要是通过调节排出_____的量，调节血浆中_____的含量，以维持血液 pH 的恒定。

4. 逆转录的模板是_____，产物是_____。

5. 蛋白质沉淀主要是因为破坏蛋白质分子周围的_____或_____。

6. 胆固醇在体内的主要代谢去路是生成_____，而由_____排出体外。

7. 写出下列核苷酸符号的中文名称：ATP _____，dCDP _____。

8. 脂肪酸 β - 氧化的产物是_____，这个代谢过程在细胞的_____中进行。

10. 未结合胆红素在血液与 _____ 结合而运输。

四、名词解释（每小题 4 分，共 20 分）

1. 限制性内切酶

2. 信息分子

3. 酶的专一性

4. 生物化学

5. 呼吸链

五、问答题（20 分）

1. 血糖浓度如何保持动态平衡？（10 分）

2. 某患者血清 K^+ 浓度为 5.8mmol/L，血浆 pH 为 7.32，尿液 pH 为 7.2。问酸中毒与高血钾之间谁是原因，谁是结果，为什么？（10 分）

模拟试卷（D）

一、单项选择题（每题有 A、B、C、D 四个备选答案，从中选择一个最佳答案，并将相应字母填在下表相应题号下面。每题 1 分，共 30 分）

1	2	3	4	5	6	7	8	9	10	11	12	13	14	15

16	17	18	19	20	21	22	23	24	25	26	27	28	29	30

1. 氨基酸间脱水缩合的产物首先产生的小分子化合物为
   A. 蛋白质　　　B. 肽　　　C. 核酸　　　D. 多糖
2. 维持蛋白质 α–螺旋的化学键主要是
   A. 肽键　　　B. 二硫键　　　C. 盐键　　　D. 氢键

3. 临床使用络合碘消毒是使细菌蛋白质

    A. 变性   B. 变构   C. 沉淀   D. 电离

4. 乙酰 CoA 在体内不能转变生成的物质是

    A. 脂肪酸   B. 丙酮酸   C. 酮体   D. 胆固醇

5. 分子生物学时期最具影响力的科学家是

    A. 沃森和克里克   B. 富兰克林和威尔金斯

    C. 比德尔和塔特姆   D. 法厄和梅洛

6. 下列为必需氨基酸的是

    A. 半胱氨酸   B. 色氨酸   C. 脯氨酸   D. 精氨酸

7. 能与受体呈特异性结合的信息分子称为

    A. 受体结合物   B. 诱导物   C. 配体   D. 激素

8. 反密码子存在于

    A. mRNA   B. tRNA   C. rRNA   D. DNA

9. 核酸的基本化学键是

    A. $2',3'$ – 磷酸二酯键   B. $2',5'$ – 磷酸二酯键

    C. $3',5'$ – 磷酸二酯键   D. 糖苷键

10. 酶促反应的突出特点是

    A. 催化效率高   B. 酶具有敏感性

    C. 酶的专一性强   D. 酶能自我更新

11. 酶的活性是指

    A. 酶所催化的化学反应   B. 酶催化的专一性

    C. 酶催化化学反应的能力   D. 酶原变成酶的过程

12. 大量摄入后会在体内蓄积而引起中毒的维生素是

    A. 维生素 B_1 B. 核黄素   C. 烟酸   D. 维生素 D

13. 体内通用的糖是

    A. 葡萄糖   B. 果糖   C. 半乳糖   D. 糖原

14. 糖尿病病人并发酮症时机体不会有的表现是

    A. 酮尿   B. 呼气中有烂苹果味

    C. 代谢性酸中毒   D. 黄疸

15. 下列不是呼吸链组成的化合物是

    A. CoQ   B. CytC   C. NAD^+ D. CoA

16. 肝胆汁和胆囊胆汁的主要区别在于

    A. 含水量   B. 比重变化

    C. 黏蛋白含量   D. 胆红素含量

17. 核糖体"受位"的功能是

    A. 转肽   B. 催化肽键形成

    C. 接受肽酰 tRNA   D. 接受新进位的氨基酰 – tRNA

18. DNA 合成的模板是

    A. mRNA   B. tRNA   C. rRNA   D. DNA

19. 具有升血钙，降血磷作用的激素是

    A. $1,25-(OH)_2-D_3$ B. 甲状腺素

    C. 甲状旁腺素   D. 降钙素

20. 肾小管内氨的主要来源是

    A. 谷氨酸脱氨   B. 谷氨酰胺水解   C. 尿素水解   D. 肾小管代谢

21. 为了保存蛋白质的生物学活性，选用的沉淀方法是

    A. 中性盐沉淀（盐析）   B. 有机溶剂沉淀

    C. 重金属盐沉淀   D. 有机酸沉淀

22. 肝功能严重受损时不会出现

    A. 血氨升高   B. 血中尿素增加

    C. 有出血倾向   D. 血中性激素水平减少

23. 要真实反映血脂的情况，常在饭后

    A. $3\sim6$ 小时采血   B. $8\sim10$ 小时采血

    C. $12\sim14$ 小时采血   D. 24 小时后采血

24. 人体不能自行合成的脂肪酸是

    A. 软脂酸   B. 硬脂酸   C. 油酸   D. 亚油酸

25. 下列具有三个羧基的物质是

    A. 草酰乙酸   B. 柠檬酸   C. 琥珀酸   D. 苹果酸

26. 氨基酸分解产生的 NH_3 在体内主要的储存形式是

    A. 尿素   B. 天冬氨酸   C. 谷氨酰胺   D. 氨基甲酰磷酸

27. 下列与一碳单位代谢有关的维生素是

    A. 维生素 C   B. 维生素 B_6 C. 泛酸   D. 维生素 B_{12}

28. 需要以 RNA 为引物的体内代谢过程是

    A. DNA 复制   B. 转录   C. RNA 复制   D. 反转录

29. 酶促反应动力学研究的是

    A. 酶分子的空间构象   B. 酶的电泳行为

    C. 酶的活性中心   D. 影响酶促反应速度的因素

30. 我国科学家首先采用人工方法成功合成了酵母丙氨酰 - tRNA 是

    A. 1845 年   B. 1953 年   C. 1965 年   D. 1981 年

二、判断题（每题 1 分，共 10 分）

1. 血液缓冲系统在维持机体酸碱平衡稳定中起决定性的作用。（是□；否□）

2. 年龄、药物、肝功能、肺功能及心脏功能都是影响生物转化的重要因素。（是□；否□）

3. DNA 复制时两条子链的合成均是连续的。（是□；否□）

4. 结合酶中的辅基不能用透析或超滤法除去。（是□；否□）

5. 生物体内的信息分子不完全是有机小分子。（是□；否□）

6. 氨基酸脱氨基作用是血氨的主要来源。（是□；否□）

7. 丙酮酸激酶是三羧酸循环的关键酶之一。（是□；否□）

8. 脂肪酸是通过 β – 氧化分解为 CO_2 和 H_2O 的。（是□；否□）

9. 体内核酸的降解是在核酸外切酶和内切酶的共同作用下完成的。（是□；否□）

10. 原核生物的转录与翻译几乎可同步进行，而真核生物则不能。（是□；否□）

三、填空题（每空 1 分，共 20 分）

1. 酶的抑制作用可分为_____和_____2 大类。

2. 在血糖充足时，脑细胞主要摄取_____氧化供能的能量；长期饥饿及血糖供应不足时，_____成为脑细胞的主要能源物质。

3. 转氨酶的辅酶是_____，含有维生素_____。

4. 糖的有氧氧化是指葡萄糖在有氧条件下彻底氧化生成_____和_____的反应过程，是糖氧化供能的主要方式。

5. 线粒体内重要的呼吸链有_____和_____2 条。

6. 参与一碳单位代谢的维生素有_____和_____。

7. 脂肪酸的 β – 氧化在细胞的_____内进行，它包括_____、_____、_____和_____4 个连续反应步骤。β – 氧化生成的产物是_____、_____和_____。

四、名词解释（每小题 4 分，共 20 分）

1. 生物大分子

2. 氧化磷酸化

3. 结构域

4. 半保留复制

5. 碱储

五、问答题（20 分）

1. 举例说明竞争性抑制作用。（6 分）

2. 简述 ALT、AST 的作用及临床价值。（7 分）

3. 什么是蛋白质的二级结构？它主要有哪几种？（7 分）

模拟试卷（E）

一、单项选择题（每题有 A、B、C、D 四个备选答案，从中选择一个最佳答案，并将相应字母填在下表相应题号下面。每题 1 分，共 30 分）

1	2	3	4	5	6	7	8	9	10	11	12	13	14	15

16	17	18	19	20	21	22	23	24	25	26	27	28	29	30

1. 人体内含量最多的物质是
    A. 蛋白质　　　B. 糖类　　　　　C. 水　　　　　D. 核酸
2. 唯一含有金属元素的维生素是
    A. 维生素 B_1　　B. 维生素 B_2　　C. 维生素 B_6　　D. 维生素 B_{12}
3. 以糖酵解作为唯一供能途径的细胞是
    A. 肌肉　　　　B. 成熟红细胞　　C. 白细胞　　　D. 神经原
4. 只含氨基酸成分的酶是
    A. 单体酶　　　B. 单纯酶　　　　C. 寡聚酶　　　D. 串联酶
5. 如下排列顺序的化合物：苯丙氨酸 - 赖氨酸 - 色氨酸 - 苯丙氨酸 - 亮氨酸 - 赖氨酸，可以认为是
    A. 1 个具有 6 个肽键的分子　　　B. 1 个具有 5 个肽键的分子
    C. 酸性多肽　　　　　　　　　　D. 碱性多肽
6. 夜盲症是由于缺乏
    A. 维生素 A　　B. 维生素 B_1　　C. 维生素 D　　D. 维生素 C
7. 下列为抑制 ADH 分泌的因素是
    A. 血容量减少　B. 血液渗透压升高　C. 脱水　　　D. 大量饮水
8. 糖原的基本组成单位是
    A. 果糖　　　　B. 葡萄糖　　　　C. 乳糖　　　　D. 蔗糖
9. 遗传密码的摆动性是指
    A. 1 个氨基酸有两个或两个以上密码子
    B. 从低等生物到人类都用同一套遗传密码
    C. mRNA 上的密码子与 tRNA 反密码子应完全配对

    D. mRNA 上的密码子第 3 位碱基与 tRNA 反密码子第 1 位碱基不严格配对

10. 嘌呤核苷酸从头合成过程中的重要中间产物是

    A. AMP   B. GMP   C. 黄嘌呤核苷酸   D. IMP

11. 细胞进行糖的有氧氧化的部位是

    A. 细胞液   B. 线粒体   C. 细胞核   D. 细胞液和线粒体

12. 溶血性黄疸时不出现

    A. 粪便中胆素原增加   B. 血液中未结合胆红素增加

    C. 尿中出现胆红素   D. 粪便颜色加深

13. 真核生物翻译起始中首先与核糖体小亚基结合的是

    A. mRNA   B. Met – tRNAi^{Met} C. fMet – tRNA^{fMet} D. 起始密码

14. 参与磷脂合成的物质是

    A. CTP   B. UTP   C. CO_2 和 H_2O D. 乙酰 CoA

15. 蚕豆病是因为体内缺乏

    A. 淀粉酶   B. 转氨酶   C. G6PD   D. LDH

16. 核酸的基本组成单位是

    A. 核苷酸   B. 氨基酸   C. 乳酸   D. 葡萄糖

17. 从肝脏转运内源性甘油三酯到肝外组织的脂蛋白为

    A. CM   B. VLDL   C. LDL   D. HDL

18. 转录的模板是

    A. DNA   B. mRNA   C. tRNA   D. rRNA

19. 唾液淀粉酶的激活剂是

    A. Na^+ B. Cl^- C. K^+ D. Ca^{2+}

20. 不属于逆转录酶功能的是

    A. 以 RNA 为模板合成 DNA

    B. 以 DNA 为模板合成 DNA

    C. 水解 RNA – DNA 杂交分子中的 RNA 链

    D. 指导合成 RNA

21. 可抑制胆固醇吸收的物质是

    A. 胆汁酸盐   B. 食物脂肪   C. 纤维素   D. 抗生素

22. 正常成人血钙、血磷溶度积为

    A. 200 ~ 300   B. 250 ~ 300   C. 300 ~ 350   D. 350 ~ 400

23. 当血液中 $NaHCO_3/H_2CO_3$ 比值为 20/1 时，则血液 pH 为

    A. 7.30   B. 7.50   C. 6.50   D. 7.40

24. 干扰素是

    A. 真核细胞感染病毒后产生的一类具有抗病毒作用的蛋白质

    B. 白喉杆菌产生的毒蛋白

    C. 微生物产生的能杀灭细菌的物质

    D. 抗毒素

25. 正常成人每日非显性汗丢失的水量约为

    A. 2500mL   B. 1500mL   C. 500mL   D. 50mL

26. 不是人类必需氨基酸的是

    A. 赖氨酸   B. 苯丙氨酸   C. 缬氨酸   D. 半胱氨酸

27. 临床上的少尿是指24小时尿量少于

    A. 1500mL   B. 1000mL   C. 400mL   D. 100mL

28. 调节氧化磷酸化的重要激素是

    A. 肾上腺素   B. 甲状腺素   C. 肾上腺皮质激素   D. 胰岛素

29. 肝中与胆红素结合的最主要的物质是

    A. 硫酸根   B. 甲基   C. 乙酰基   D. 葡萄糖醛酸

30. 有一类信息分子，它们一般不进入血循环，而是通过扩散作用到达附近的靶细胞，通过与细胞膜受体结合而引起细胞的应答反应，这类信息分子是

    A. 激素   B. 核内信息分子   C. 局部化学介质   D. 细胞内信息分子

二、判断题（每题1分，共10分）

1. 有的核酸也有催化功能，属于生物催化剂的范畴。（是□；否□）

2. 蛋白质二级结构中的 β - 转角部位往往含有脯氨酸。（是□；否□）

3. 人体细胞内也能以自己的 RNA 为模板进行逆转录。（是□；否□）

4. 抗肿瘤药物一般对人体正常组织细胞的伤害较小。（是□；否□）

5. 抗体的化学本质是核酸类物质。（是□；否□）

6. 糖的有氧氧化的限速酶有20余种，所以代谢过程很复杂。（是□；否□）

7. 限制性内切酶就是防止核酸被水解的一类酶。（是□；否□）

8. 高血钾可引起代谢性碱中毒而危及生命。（是□；否□）

9. 胆固醇因与动脉粥样硬化的形成有关，所以是食物中的有害成分。（是□；否□）

10. 妊娠早期缺乏叶酸可能导致无脑儿的诞生。（是□；否□）

三、填空题（每空1分，共20分）

1. 影响酶作用的因素有 _____、_____、_____、_____、_____ 和 _____。

2. 根据溶解性质，可将维生素分为 _____ 和 _____ 2类。

3. 谷氨酰胺是氨的 _____ 形式、_____ 形式和 _____ 形式。

4. β - 氧化过程包括 _____、_____、_____ 和 _____ 4步反应。

5. 测知某一 DNA 样品中，碱基含量 A 为 0.53mol，C 为 0.25mol，那么 T 约为 _____ mol，G 约为 _____ mol。

6. 脂肪动员的限速酶是 _____，此酶受多种激素控制，促进脂肪动员的激素称 _____，抑制脂肪动员的激素称 _____。

四、名词解释（每小题 4 分，共 20 分）

1. 肽键平面

2. 核糖体循环

3. 三羧酸循环

4. 构件分子

5. 代谢性酸中毒

五、问答题（20 分）

1. G－6－P 与糖的哪些代谢途径有关系？（10 分）

2. 在临床上怎样控制肝昏迷患者的血氨？（10 分）

模拟试卷（F）

一、单项选择题（每题有 A、B、C、D 四个备选答案，从中选择一个最佳答案，并将相应字母填在下表相应题号下面。每题 1 分，共 30 分）

1	2	3	4	5	6	7	8	9	10	11	12	13	14	15

16	17	18	19	20	21	22	23	24	25	26	27	28	29	30

1. 下列物质中人体内含量最少的是
   A. 蛋白质　　　　B. 糖类　　　　　C. 水　　　　　　D. 核酸
2. 结合酶的活性形式是
   A. 全酶　　　　　B. 酶蛋白　　　　C. 辅助因子　　　D. 金属离子
3. 细胞进行糖酵解的部位是
   A. 内质网　　　　B. 线粒体　　　　C. 细胞核　　　　D. 细胞液

4. 酶原激活的实质是
   A. 多肽链缩短
   B. 肽链水解
   C. 改变化学基团
   D. 活性中心形成或暴露

5. 有机磷农药中毒属于
   A. 可逆性抑制   B. 不可逆性抑制   C. 竞争性抑制   D. 非竞争性抑制

6. 脚气病是由于缺乏
   A. 维生素 A   B. 维生素 B_1 C. 维生素 D   D. 维生素 C

7. 医学生物化学的研究对象主要是
   A. 人体   B. 细菌   C. 病毒   D. 寄生虫

8. 青藏高原筑路工人长期食用罐头食品，出现下肢皮下出血、瘀斑、齿龈肿胀出血，最可能缺乏的维生素是
   A. 维生素 C   B. 叶酸   C. 尼克酸   D. 硫胺素

9. 血浆缓冲体系中缓冲能力最强的是
   A. $NaHCO_3/H_2CO_3$
   B. Na_2HPO_4/NaH_2PO_4
   C. $Na-Pr/H-Pr$
   D. $K-Hb/H-Hb$

10. 组成酶的活性中心的是
    A. 酶蛋白   B. 辅助因子   C. 维生素   D. 必需基团

11. 磷酸戊糖途径的关键酶是
    A. 丙酮酸激酶
    B. 6-磷酸葡萄糖脱氢酶
    C. 己糖激酶
    D. 磷酸果糖激酶

12. 佝偻病是由于缺乏
    A. 维生素 A   B. 维生素 B_{12} C. 维生素 C   D. 维生素 D

13. 下列氨基酸中含有羟基的是
    A. 谷氨酸   B. 天冬氨酸   C. 酪氨酸   D. 赖氨酸

14. 维持蛋白质一级结构的化学键是
    A. 肽键   B. 二硫键   C. 盐键   D. 疏水键

15. NAD^+分子中含有的维生素是
    A. 维生素 B_1 B. 维生素 PP   C. 维生素 B_2 D. 泛酸

16. DNA 双螺旋每旋转 1 周，沿中心轴上升
    A. 0.34nm   B. 3.4nm   C. 5.4nm   D. 10nm

17. 与急性胰腺炎的发病机制密切相关的是胰腺中对胰腺细胞膜有损伤的
    A. 磷脂酶 A_1 B. 磷脂酶 A_2 C. Ca^{2+} D. 卵磷脂

18. 蛋白质生物合成的模板是
    A. DNA   B. mRNA   C. tRNA   D. rRNA

19. 下列存在于真核生物 mRNA 3′-末端的是
    A. 聚 A 尾巴   B. 帽子结构   C. 超螺旋结构   D. 核小体

20. 正常人血浆中没有
    A. 胆红素 – 清蛋白   B. 胆素原
    C. 游离胆红素   D. 胆素

21. 痛风症是由于增高了血中的
    A. 乳酸   B. 丙酮酸   C. 尿酸   D. 肌酸

22. HGPRT 参与的反应是
    A. 嘌呤核苷酸的从头合成   B. 嘌呤核苷酸的补救合成
    C. 嘧啶核苷酸的从头合成   D. 嘧啶核苷酸的补救合成

23. 能代表肽链合成起始信号的遗传密码是
    A. AUG   B. UGA   C. UAG   D. UAA

24. 尿素合成的过程叫作
    A. 三羧酸循环   B. 鸟氨酸循环   C. 乳酸循环   D. 蛋氨酸循环

25. 酮体合成的限速酶是
    A. HMGCoA 裂解酶   B. HMGCoA 还原酶
    C. 硫解酶   D. HMGCoA 合酶

26. 下列属于必需氨基酸的是
    A. 组氨酸   B. 丙氨酸   C. 缬氨酸   D. 谷氨酸

27. 体内能量代谢的中心是
    A. GTP   B. ATP   C. CTP   D. UTP

28. 血中 GPT（ALT）活性增高常见于
    A. 肝炎   B. 心肌梗死   C. 胰腺炎   D. 脑血栓

29. 谷氨酸脱羧后的产物是
    A. 组胺   B. 5 – HT   C. GABA   D. α – 酮戊二酸

30. 下列属于糖类衍生物信息分子的是
    A. 生长素   B. 生长因子
    C. 去甲肾上腺素   D. IP_3

二、判断题（每题 1 分，共 10 分）

1. 地球上所有生物都同时含有 DNA 和 RNA 2 种核酸。（是□；否□）

2. 蛋白质变性时肽键断裂。（是□；否□）

3. 甘氨酸的 α – 碳原子是对称碳原子。（是□；否□）

4. 激素是信息分子中的一类。（是□；否□）

5. 酶作用的机理主要是提高了反应的活化能。（是□；否□）

6. 维生素的作用是万能的，所以临床上各科患者一般都会使用。（是□；否□）

7. 脂肪酸的氧化经历了胞液和线粒体两个阶段。（是□；否□）

8. 骨骼肌的脱氨基方式主要是嘌呤核苷酸循环。（是□；否□）

9. 人体内组织蛋白质在胰蛋白酶的催化下降解为氨基酸。（是□；否□）

10. 三羧酸循环为糖代谢所特有的代谢途径。（是□；否□）

三、填空题（每空 1 分，共 20 分）

1. 磷酸戊糖途径所产生的具有重要生理意义的产物是_____和_____2 种。

2. 电泳法将血浆脂蛋白分为_____、_____、_____和_____等 4 种。

3. 蛋白质生物合成的延伸阶段包括了_____、_____和_____周而复始的 3 个步骤。

4. 肾小管的"三泌"作用是_____、_____和_____。

5. 初级结合胆汁酸主要是由胆酸和鹅脱氧胆酸与_____和_____结合的产物。

6. 体内胆红素分为_____和_____2 种类型。

7. 细胞外液的阳离子主要是_____，细胞内液的阳离子主要是_____。

8. 蛋白质的构件分子是_____，基本化学键是_____。

四、名词解释（每小题 4 分，共 20 分）

1. 联合脱氨基作用

2. 脂肪酸的活化

3. 有氧氧化

4. 生物氧化

5. 变构酶

五、问答题（20 分）

1. 列表比较复制与转录的区别，主要从模板、原料、主要酶、方式和产物等方面进行比较。（10 分）

比较要点	复制	转录
模板		
原料		
主要酶		
方式		
产物		

2. 乙酰辅酶 A 在体内主要有哪些代谢去路？（10 分）

模拟试卷（G）

一、单项选择题（每题有 A、B、C、D 四个备选答案，从中选择一个最佳答案，并将相应字母填在下表相应题号下面。每题 1 分，共 30 分）

1	2	3	4	5	6	7	8	9	10	11	12	13	14	15

16	17	18	19	20	21	22	23	24	25	26	27	28	29	30

1. 由于难以通过乳腺进入乳汁，母乳喂养婴儿应在出生 2~4 周后多晒太阳或补充
   A. 维生素 A   B. 维生素 B   C. 维生素 C   D. 维生素 D

2. DNA 的一级结构实质上就是
   A. DNA 分子中的碱基排列顺序   B. DNA 分子中的碱基配对关系
   C. DNA 分子中的双螺旋结构   D. DNA 分子中的各碱基比例关系

3. 遗传物质的结构和功能单位是
   A. 基因   B. 核小体   C. DNA   D. 染色体

4. 处于等电点状态的蛋白质
   A. 分子不显电性   B. 分子最稳定
   C. 分子带电荷最多   D. 易被蛋白酶水解

5. 蛋白质变性是由于
   A. 肽键的断裂   B. 蛋白质的水解
   C. 空间结构破坏   D. 氨基酸组成的改变

6. 蛋白质分子中的 β - 折叠属于
   A. 一级结构   B. 二级结构   C. 三级结构   D. 四级结构

7. 肠道细菌可以合成的维生素是
   A. 维生素 A   B. 维生素 C   C. 维生素 D   D. 维生素 K

8. 下列作为一碳单位载体的维生素是
   A. 叶酸   B. 四氢叶酸   C. 生物素   D. 焦磷酸硫胺素

9. 酶的化学本质是
   A. 维生素   B. 蛋白质   C. 糖类物质   D. 脂质物质

10. 关于 K_m 值的描述正确的是
    A. K_m 值越小，酶与底物的亲和力越大
    B. K_m 值越大，酶与底物的亲和力越大
    C. K_m 值的大小与酶与底物的亲和力无关

D. K_m 值最大的底物就是酶促反应的最适底物

11. 蚕豆病是因为缺乏
    A. 乳酸脱氢酶
    B. 转氨酶
    C. 6 – 磷酸葡萄糖脱氢酶
    D. 胆碱酯酶

12. 酶的专一性是指
    A. 酶与辅酶特异的结合
    B. 酶对其催化的底物有特异的选择性
    C. 酶在细胞中的定位是特异性的
    D. 酶催化反应的机制各不相同

13. 细胞进行氧化磷酸化途径的部位是
    A. 脂膜
    B. 质膜
    C. 线粒体
    D. 胞液

14. 常见第二信使中不包含
    A. Ca^{2+}
    B. cGMP
    C. cAMP
    D. mRNA

15. 呼吸链存在于
    A. 线粒体内膜
    B. 线粒体外膜
    C. 线粒体基质
    D. 细胞液

16. 脑组织和肌肉中能量储存的形式是
    A. 磷酸肌酸
    B. CTP
    C. ATP
    D. 葡萄糖

17. 动物饥饿后摄食，其肝细胞主要糖代谢途径是
    A. 糖异生
    B. 糖有氧氧化
    C. 糖酵解
    D. 糖原分解

18. 胰岛素对糖代谢的主要调节作用是
    A. 促进糖的异生
    B. 抑制糖转变为脂肪
    C. 促进葡萄糖进入肌和脂肪细胞
    D. 降低糖原合成

19. 三羧酸循环最重要的生理意义，在于它能
    A. 使糖、脂肪、氨基酸彻底氧化，通过呼吸链产生能量供机体之需
    B. 作为糖、脂肪、氨基酸互变机构
    C. 作为糖、脂肪、氨基酸各代谢途径的联络枢纽
    D. 消除代谢产生的乙酸 CoA，以防其在体内堆积

20. 关于酮体的叙述正确的是
    A. 酮体是脂肪酸在肝中大量分解产生的异常中间产物，可造成酮症酸中毒
    B. 各组织细胞均可利用乙酰 CoA 合成酮体，但以肝为主
    C. 酮体只能在肝内生成，肝外利用
    D. 酮体生成的关键酶是乙酰乙酸硫激酶

21. 脂肪酸 β – 氧化的部位是
    A. 胞液
    B. 线粒体
    C. 细胞核
    D. 内质网

22. 肾脏中产生的氨主要来自
    A. 氨基酸的氧化脱氨基作用
    B. 谷氨酰胺的水解
    C. 尿素的水解
    D. 氨基酸的联合脱氨基作用

23. 体内合成尿素的主要器官是
    A. 肝脏
    B. 肾脏
    C. 心脏
    D. 大脑

24. 与冈崎片段生成有关的代谢是
    A. 半保留复制　　　　　　　B. 半不连续复制
    C. 不对称转录　　　　　　　D. RNA 的剪接

25. 以 hnRNA 为前体的 RNA 是
    A. tRNA　　　B. rRNA　　　C. mRNA　　　D. SnRNA

26. 在蛋白质生物合成过程中，除需要 ATP 供能外，还需要的供能物质是
    A. CTP　　　B. UTP　　　C. GTP　　　D. TTP

27. 只在肝脏中合成的蛋白质是
    A. β - 球蛋白　　B. α$_1$ - 球蛋白　　C. α$_2$ - 球蛋白　　D. 清蛋白

28. 下列不属于水的生理功能的是
    A. 运输物质　　　　　　　　B. 参与化学反应
    C. 调节体温　　　　　　　　D. 维持组织正常兴奋性

29. 下列有关 PTH 作用的说法不正确的是
    A. 升高血钙　　　　　　　　B. 降低血磷
    C. 减少血中 1 - α - 羟化酶的活性　　D. 降低尿钙

30. 调节酸碱平衡作用最强而持久的方式是
    A. 血液的缓冲作用　　　　　B. 肺的调节作用
    C. 肾脏的排酸保碱作用　　　D. 细胞的缓冲作用

二、判断题（每题 1 分，共 10 分）

1. 同一个体不同组织细胞中的 DNA 碱基序列相同。（是□；否□）
2. 人体组织蛋白质和多肽类物质均由 L - 型氨基酸组成。（是□；否□）
3. 维生素 B$_2$ 缺乏时，可引起脚气病和末梢神经炎。（是□；否□）
4. 所有的酶在细胞内合成或初分泌时都以酶原形式存在。（是□；否□）
5. 激素是由正常机体某些组织产生，能进行远距离调节的一类化学物质。（是□；否□）
6. 底物水平磷酸化是体内 ATP 生成的主要方式。（是□；否□）
7. 糖酵解过程在有氧无氧条件下都能进行。（是□；否□）
8. 脂肪动员是在线粒体内进行的。（是□；否□）
9. 色氨酸是体内代谢生成黑色素的唯一氨基酸。（是□；否□）
10. 当固定酸进入血液后，主要由血红蛋白缓冲体系参与缓冲。（是□；否□）

三、填空题（每空 1 分，共 20 分）

1. 根据功能不同，RNA 可分为 rRNA、_____ 和 _____。
2. 组成蛋白质分子的基本单位是_____，它们借_____连接成_____链。
3. 可预防夜盲症的维生素是_____。
4. 根据抑制剂和酶结合的紧密程度不同，酶的抑制作用分为_____和_____两类。
5. 物质代谢调节分为_____、_____及_____3 个层次。

6. 糖的有氧氧化是指葡萄糖在有氧条件下彻底氧化生成＿＿＿＿＿和＿＿＿＿＿的反应过程，是糖氧化供能的主要方式。

7. 调节血糖的激素可分为两类：一类是＿＿＿＿＿的激素，例如胰岛素；另一类是＿＿＿＿＿的激素，有肾上腺素、胰高血糖素、糖皮质激素和生长素等。

8. 酮体包括＿＿＿＿＿、＿＿＿＿＿和＿＿＿＿＿。

9. 肝细胞严重损伤时，血氨浓度＿＿＿＿＿，尿素水平＿＿＿＿＿。

四、名词解释（每小题 4 分，共 20 分）

1. 基因

2. 蛋白质变性

3. 底物水平磷酸化

4. 脂肪动员

5. 胆汁酸的肠 - 肝循环

五、问答题（共 20 分）

1. 用新鲜蛋清抢救误服重金属盐的患者的生化机理是什么？（7 分）

2. 为什么糖吃多了人体会发胖？（7 分）

3. 简述尿素的合成及生理意义。（6 分）

模拟试卷（H）

一、单项选择题（每题有 A、B、C、D 四个备选答案，从中选择一个最佳答案，并将相应字母填在下表相应题号下面。每题 1 分，共 30 分）

1	2	3	4	5	6	7	8	9	10	11	12	13	14	15

16	17	18	19	20	21	22	23	24	25	26	27	28	29	30

1. 我国科学家完成了人类基因组测序工作的
   A. 1%   B. 5%   C. 20%   D. 50%

2. 在蛋白质合成中作为直接模板的是
   A. DNA   B. RNA   C. mRNA   D. rRNA

3. 组成 DNA 分子的磷酸戊糖是
   A. 3′-磷酸脱氧核糖   B. 5′-磷酸脱氧核糖
   C. 3′-磷酸核糖   D. 2′-磷酸核糖

4. 下列存在于真核生物 mRNA 5′-末端的是
   A. 聚 A 尾巴   B. 帽子结构   C. 超螺旋结构   D. 核小体

5. 蛋白质的等电点（pI）是
   A. 蛋白质本身的酸碱度
   B. 蛋白质溶液的 pH 值等于 7.0
   C. 蛋白质溶液的 pH 值等于 7.4
   D. 蛋白质的正负电荷相等时的溶液的 pH 值

6. 下列选项中均为必需氨基酸的是
   A. 甘氨酸、赖氨酸、甲硫氨酸、缬氨酸
   B. 天冬氨酸、谷氨酸、脯氨酸、丝氨酸
   C. 苏氨酸、色氨酸、苯丙氨酸、亮氨酸
   D. 精氨酸、异亮氨酸、组氨酸、酪氨酸

7. 蛋白质变性是由于
   A. 肽键的断裂   B. 蛋白质的水解
   C. 空间结构破坏   D. 氨基酸组成的改变

8. "脚气病"是由于缺乏
   A. 维生素 A   B. 维生素 C   C. 维生素 B_1 D. 维生素 B

9. 参与体内钙、磷代谢调节的维生素是
   A. 维生素 A   B. 维生素 C   C. 维生素 D   D. 维生素 E

10. 酶的活性中心是指
   A. 酶分子上的必需基团
   B. 酶分子催化底物变成产物的部位
   C. 酶分子与底物结合的部位
   D. 酶分子结合底物并发挥催化作用的关键性三维结构区

11. 酶的活性是指
   A. 酶所催化的化学反应　　　　　　B. 酶催化的专一性
   C. 酶催化化学反应的能力　　　　　D. 酶原变成酶的过程

12. 磺胺类药物的抑菌机制是
   A. 不可逆性抑制　　　　　　　　　B. 竞争性抑制
   C. 非竞争性抑制　　　　　　　　　D. 反竞争性抑制

13. 关于限速酶的错误叙述是
   A. 催化限速反应　　　　　　　　　B. 活性可调节
   C. 存在于代谢途径中　　　　　　　D. 只有一种形式

14. 由脂质类衍生而来的信息分子是
   A. 雄激素　　　　　　　　　　　　B. 甲状腺激素
   C. 肾上腺素　　　　　　　　　　　D. 生长素

15. 线粒体中代谢物脱下的氢以 FAD 作为接受体时，每消耗（1/2）mol O_2，生成 ATP 的摩尔数是
   A. 1.5　　　　B. 2.5　　　　　　C. 3.5　　　　　　D. 4.5

16. 动物体内最主要的储能物质是
   A. 蛋白质　　　B. 脂肪　　　　　C. 葡萄糖　　　　　D. ATP

17. 有关糖的无氧酵解过程叙述正确的是
   A. 终产物是乳酸
   B. 催化反应的酶系存在于胞液和线粒体中
   C. 通过氧化磷酸化生成 ATP
   D. 不消耗 ATP，同时通过底物水平磷酸化产生 ATP

18. 联系有氧氧化和糖酵解的物质是
   A. 丙酮酸　　　B. 乳酸　　　　　C. 柠檬酸　　　　　D. 草酰乙酸

19. 下列不能经过糖异生途径生成葡萄糖的是
   A. 酮体　　　　B. 甘油　　　　　C. 丙酮酸　　　　　D. 乳酸

20. β–氧化的反应顺序是
   A. 脱氢、加水、硫解、再脱氢　　　B. 硫解、再脱氢、脱氢、加水
   C. 脱氢、加水、再脱氢、硫解　　　D. 脱氢、硫解、加水、再脱氢

21. 不是酮体成分的是
   A. 丙酮酸　　　B. 乙酰乙酸　　　C. β–酮丁酸　　　D. β–羟丁酸

22. 骨骼肌脱氨基的主要方式是
    A. 氧化脱氨基　　　　　　　　　B. 转氨基
    C. 联合脱氨基　　　　　　　　　D. 嘌呤核苷酸循环

23. 细胞内的主要阳离子是
    A. Ca^{2+}　　　　B. Mg^{2+}　　　　C. Na^+　　　　D. K^+

24. 具有校对功能的 DNA 聚合酶是
    A. DNA 聚合酶 Ⅰ　　B. DNA 聚合酶 Ⅱ　　C. DNA 聚合酶 Ⅲ　　D. DNA 聚合酶 Ⅳ

25. 一碳单位
    A. 参与嘌呤核苷酸从头合成　　　B. 参与嘌呤核苷酸补救合成
    C. 参与嘧啶核苷酸从头合成　　　D. 参与核苷酸分解

26. 蛋白质生物合成时每增加 1 个氨基酸残基需要消耗的 ATP 分子数是
    A. 2　　　　　　B. 4　　　　　　C. 8　　　　　　D. 12

27. 只在肝脏中生成的物质是
    A. 胆固醇　　　B. 胆固醇酯　　　C. 脂肪　　　　D. 酮体

28. 不属于无机盐生理功能的是
    A. 维持酸碱平衡　　　　　　　　B. 维持渗透压平衡
    C. 维持肠 – 肝循环　　　　　　　D. 维持神经肌肉应激性

29. 以下关于水和无机盐平衡及其调节的叙述，正确的是
    A. 人体内水和无机盐平衡是神经调节和激素调节共同作用的结果
    B. 人在饮水不足时，抗利尿激素分泌减少，尿的排出量减少
    C. K^+ 在维持细胞外液渗透压上起到决定性作用
    D. 当血钾含量升高时，醛固酮分泌量增加，K^+ 的重吸收增加

30. 血浆缓冲体系中缓冲能力最强的是
    A. $NaHCO_3/H_2CO_3$　　　　　　B. Na_2HPO_4/NaH_2PO_4
    C. $Na – Pr/H – Pr$　　　　　　　D. $K – Hb/H – Hb$

二、判断题（每题 1 分，共 10 分）

1. DNA 分子的两条核苷酸链通过 A – T 或 C – G 之间的氢键配对连接。（是□；否□）

2. 在蛋白质和多肽分子中，连接氨基酸残基的共价键除肽键外，还有二硫键。（是□；否□）

3. B 族维生素具有相似的结构和生理功能。（是□；否□）

4. 非竞争性抑制剂与底物结构不相似，但也与酶的活性中心结合。（是□；否□）

5. 细胞水平调节的实质是细胞内酶的调节，体内代谢是一系列酶促反应的总和。（是□；否□）

6. 糖酵解是机体在缺氧情况下迅速获得能量以供急需的有效方式。（是□；否□）

7. 植物中的脂肪酸大多数为不饱和脂肪酸。（是□；否□）

8. 氨在肝脏主要经三羧酸循环合成尿素而解毒。（是□；否□）

9. DNA 的生物合成有 DNA 复制和 RNA 逆转录两种方式。（是□；否□）

10. 1 种 tRNA 只能识别 1 种密码子。（是□；否□）

三、填空题（每空 1 分，共 20 分）

1. DNA 的二级结构为_____结构，tRNA 的二级结构为_____结构。

2. 蛋白质的二级结构主要有_____和_____结构。

3. 缺乏维生素 PP 可导致_____病。

4. 酶的活性部位的必需基团分为_____和_____。

5. 生物氧化中产生的 CO_2 是通过有机酸的_____反应生成的。

6. 体内脱氨基的方式有_____、_____、_____和_____。

7. 1 分子葡萄糖彻底氧化可最终生成_____或_____分子 ATP。

8. 脂肪酸的合成在_____进行，合成原料是_____和_____。

9. 人体内水的来源主要有_____、_____和_____。

四、名词解释（每小题 4 分，共 20 分）

1. T_m 值

2. 挥发性酸

3. 酶的活性中心

4. 转氨基作用

5. 肽键

五、问答题（共 20 分）

1. 血糖的来源、去路各有哪些？（7 分）

2. 简述饥饿或糖尿病患者出现酮症的原因。（8 分）

3. 阐述 DNA 变性的原理，及引起 DNA 变性的主要因素。（5 分）

模拟试卷 (I)

一、单项选择题（每题有 A、B、C、D 四个备选答案，从中选择一个最佳答案，并将相应字母填在下表相应题号下面。每题 1 分，共 30 分）

1	2	3	4	5	6	7	8	9	10	11	12	13	14	15

16	17	18	19	20	21	22	23	24	25	26	27	28	29	30

1. 人体内含量最多的物质是
   A. 蛋白质　　　　　B. 水　　　　　　　C. 糖类　　　　　　D. 脂质
2. RNA 和 DNA 彻底水解后的产物
   A. 核糖相同，部分碱基不同　　　　　B. 碱基相同，核糖不同
   C. 部分碱基不同，核糖不同　　　　　D. 碱基不同，核糖相同
3. DNA 的一级结构实质上就是
   A. DNA 分子中的碱基排列顺序　　　　B. DNA 分子中的碱基配对关系
   C. DNA 分子中的双螺旋结构　　　　　D. DNA 分子中的各碱基比例关系
4. 核酸的基本结构单位是
   A. 核苷　　　　　B. 磷酸戊糖　　　　C. 核苷酸　　　　　D. 多核苷酸
5. 维持蛋白质一级结构的化学键是
   A. 肽键　　　　　B. 二硫键　　　　　C. 盐键　　　　　　D. 疏水键
6. 可使血清白蛋白（pI 为 4.7）带正电荷的溶液是
   A. 溶液 pH 为 4.0　　　　　　　　　　B. 溶液 pH 为 5.0
   C. 溶液 pH 为 6.0　　　　　　　　　　D. 溶液 pH 为 7.0
7. 蛋白质变性是由于
   A. 肽键的断裂　　　　　　　　　　　　B. 蛋白质的水解
   C. 空间结构破坏　　　　　　　　　　　D. 氨基酸组成的改变
8. 维生素 D 缺乏可导致
   A. 坏血病　　　　　B. 癞皮病　　　　　C. 佝偻病　　　　　D. 干眼病
9. 酶的专一性是指
   A. 酶与辅酶特异的结合　　　　　　　　B. 酶对其催化的底物有特异的选择性
   C. 酶在细胞中的定位是特异性的　　　　D. 酶催化反应的机制各不相同
10. 琥珀酸脱氢酶的竞争性抑制剂是
    A. 苹果酸　　　　　B. 丙酮酸　　　　　C. 延胡索酸　　　　D. 丙二酸

11. 酶原激活的本质是
    A. 肽链被水解
    B. 多肽链缩短
    C. 活性中心的形成或暴露
    D. 改变化学基团

12. 物质代谢的特点不包括
    A. 整体性
    B. 区域定位性
    C. 调节性
    D. 局部性

13. 呼吸链存在于
    A. 线粒体内膜
    B. 线粒体外膜
    C. 线粒体基质
    D. 细胞液

14. 下列不能补充血糖的代谢过程是
    A. 肝糖原分解
    B. 肌糖原分解
    C. 食物糖类的消化吸收
    D. 糖异生作用

15. 有关糖的无氧酵解过程叙述正确的是
    A. 终产物是乳酸
    B. 催化反应的酶系存在于胞液和线粒体中
    C. 通过氧化磷酸化生成 ATP
    D. 不消耗 ATP，同时通过底物水平磷酸化产生 ATP

16. 关于 F－1，6－2P 的错误叙述是
    A. 由 F－6－P 生成
    B. 可裂解为 2 分子磷酸丙糖
    C. 磷酸果糖激酶催化生成
    D. 其磷酸来自 PPi

17. 不属于三羧酸循环功能的是
    A. 氧化供能
    B. 三大物质氧化供能的共同途径
    C. 为某些物质合成提供原料
    D. 能直接合成水

18. 脂肪酸 β－氧化的部位是
    A. 胞液
    B. 线粒体
    C. 细胞核
    D. 内质网

19. 关于酮体的叙述正确的是
    A. 酮体是脂肪酸在肝中大量分解产生的异常中间产物，可造成酮症酸中毒
    B. 各组织细胞均可利用乙酰 CoA 合成酮体，但以肝为主
    C. 酮体只能在肝内生成，肝外利用
    D. 酮体生成的关键酶是乙酰乙酸硫激酶

20. 脂酰 CoA 进入线粒体的载体物质是
    A. 肉碱
    B. FH₄
    C. 载脂蛋白
    D. CoA

21. 哺乳动物体内氨的主要去路是
    A. 再合成非必需氨基酸
    B. 生成谷氨酰胺
    C. 肝脏合成尿素
    D. 渗入肠道

22. 下列组织或器官中 ALT 活性最高的是
    A. 心脏
    B. 肝脏
    C. 骨骼肌
    D. 肾脏

23. 可经脱氨基作用生成草酰乙酸的氨基酸是
    A. 谷氨酸
    B. 甘氨酸
    C. 丝氨酸
    D. 天冬氨酸

24. 嘌呤核苷酸从头合成过程中的重要中间产物是
    A. AMP　　　　　B. GMP　　　　　C. 黄嘌呤核苷酸　　　D. IMP

25. 下列关于遗传信息传递的中心法则描述正确的是
    A. DNA→RNA→蛋白质　　　　　B. RNA→DNA→蛋白质
    C. 蛋白质→DNA→RNA　　　　　D. DNA→蛋白质→RNA

26. 蛋白质生物合成的起始密码是
    A. AUG　　　　　B. AGU　　　　　C. UAG　　　　　D. GAU

27. tRNA 分子具有的结构特征是
    A. 密码环
    B. 有 5′ – CCA – OH 末端
    C. 有反密码环和 5′ – CCA – OH 末端
    D. 有 3′ – CCA – OH 末端和反密码环

28. 肝内胆固醇的主要去路是
    A. 转变为胆固醇酯　　　　　　B. 转变成肾上腺皮质激素
    C. 转变为 7 – 脱氢胆固醇　　　　D. 转变为胆汁酸

29. 为了防止人在高温下剧烈劳动时出现肌肉痉挛，最好喝一些
    A. 糖水　　　　　B. 淡食盐水　　　　　C. 汽水　　　　　D. 纯净水

30. 调节酸碱平衡作用最强而持久的方式是
    A. 血液的缓冲作用　　　　　　B. 肺的调节作用
    C. 肾脏的排酸保碱作用　　　　D. 细胞的缓冲作用

二、判断题（每题 1 分，共 10 分）

1. DNA 双螺旋中碱基对位于外侧。（是□；否□）

2. 到目前为止，自然界发现的氨基酸为 20 种左右。（是□；否□）

3. 1 种辅助因子只能与 1 种酶蛋白结合。（是□；否□）

4. 线粒体内两条呼吸链的汇合点是 CoQ。（是□；否□）

5. 能进行糖异生作用的组织主要是肾脏，其次是肝脏。（是□；否□）

6. 胆固醇合成的限速酶是 HMGCoA 还原酶。（是□；否□）

7. 一碳单位的载体是四氢叶酸。（是□；否□）

8. 嘌呤核苷酸体内分解的特征性终产物是尿素。（是□；否□）

9. 密码子在 mRNA 上的阅读方向是 5′→3′。（是□；否□）

10. 肝细胞性黄疸时尿中可出现胆红素。（是□；否□）

三、填空题（每空 1 分，共 20 分）

1. 蛋白质的二级结构有＿＿＿＿、＿＿＿＿、＿＿＿＿和＿＿＿＿。

2. 常见酶的必需基团有丝氨酸的＿＿＿＿基、天冬氨酸的＿＿＿＿基、组氨酸的＿＿＿＿基和半胱氨酸的＿＿＿＿基等。

3. 丙酮酸脱氢酶复合体的 5 个辅助因子是＿＿＿＿、＿＿＿＿、＿＿＿＿、＿＿＿＿和＿＿＿＿。

4. 体内最主要的甘油磷脂是_____和_____。

5. 核苷酸抗代谢物中，常用嘌呤类似物是_____；常用嘧啶类似物是_____。

6. mRNA 分子中的终止密码有_____、_____和_____。

四、名词解释（每小题 4 分，共 20 分）

1. 内含子

2. 氮总平衡

3. 酶的竞争性抑制作用

4. 抗脂解激素

5. 酮体

五、问答题（共 20 分）

1. 蛋白质变性理论在临床上有何指导意义？（6 分）

2. 什么是糖异生？其有何生理意义？（8 分）

3. 组胺是怎样生成的？其有何生理、病理作用？（6 分）

模拟试卷（J）

一、单项选择题（每题有 A、B、C、D 四个备选答案，从中选择一个最佳答案，并将相应字母填在下表相应题号下面。每题 1 分，共 30 分）

1	2	3	4	5	6	7	8	9	10	11	12	13	14	15

16	17	18	19	20	21	22	23	24	25	26	27	28	29	30

1. 下列不是生物大分子的是

   A. 脂质   B. 核酸   C. 糖类   D. 维生素

2. DNA 的二级结构是

   A. α－螺旋结构   B. 双螺旋结构   C. β－片层结构   D. 三叶草型结构

3. 核酸分子中，单核苷酸之间的连接化学键是

   A. 氢键   B. 糖苷键

   C. 3′,5′－磷酸二酯键   D. 2′,3′－磷酸二酯键

4. 只存在于 RNA 分子中而不存在于 DNA 分子中的碱基是

   A. C   B. A   C. U   D. G

5. 蛋白质分子中的结构域属于

   A. 一级结构   B. 二级结构   C. 三级结构   D. 四级结构

6. 下列选项中均为必需氨基酸的是

   A. 甘氨酸、赖氨酸、甲硫氨酸、缬氨酸

   B. 天冬氨酸、谷氨酸、脯氨酸、丝氨酸

   C. 苏氨酸、色氨酸、苯丙氨酸、亮氨酸

   D. 精氨酸、异亮氨酸、组氨酸、酪氨酸

7. 某蛋白的 pI 为 3.2，使其带正电荷的溶液是

   A. 溶液 pH 为 5.6   B. 溶液 pH 为 4.6

   C. 溶液 pH 为 3.8   D. 溶液 pH 为 2.4

8. "夜盲症"是由于缺乏

   A. 维生素 A   B. 维生素 D   C. 维生素 H   D. 维生素 K

9. 酶的活性是指

   A. 酶所催化的化学反应   B. 酶催化的专一性

   C. 酶催化化学反应的能力   D. 酶原变成酶的过程

10. 磺胺类药物的抑菌机制是

    A. 不可逆性抑制   B. 竞争性抑制

    C. 非竞争性抑制   D. 反竞争性抑制

11. 有机磷农药中毒时血清中活性降低的酶是

    A. 乳酸脱氢酶   B. 转氨酶

    C. 6－磷酸葡萄糖脱氢酶   D. 胆碱酯酶

12. 物质代谢是指生物体或细胞与环境之间不断进行

    A. 物质交换   B. 物质累积   C. 物质消耗   D. 物质变化

13. 下列不是呼吸链成分的是

    A. FAD   B. CoA   C. CoQ   D. Cyt

14. 胰岛素对糖代谢的主要调节作用是

    A. 促进糖的异生   B. 抑制糖转变为脂肪

    C. 促进葡萄糖进入肌和脂肪细胞   D. 降低糖原合成

15. 关于糖原的叙述错误的是
    A. 基本单位是葡萄糖   B. 体内糖的储存形式
    C. 肝合成能力最强   D. 与血糖变化无关

16. 联系有氧氧化和糖酵解的物质是
    A. 丙酮酸   B. 乳酸   C. 柠檬酸   D. 草酰乙酸

17. 降低血糖的激素是
    A. 肾上腺素   B. 胰高血糖素   C. 胰岛素   D. 生长素

18. 酮体合成的限速酶是
    A. HMGCoA 裂解酶   B. HMGCoA 还原酶
    C. 硫解酶   D. HMGCoA 合酶

19. 胆固醇不能转化为
    A. 胆汁酸   B. 肾上腺皮质激素 C. 胆红素   D. 维生素 D_3

20. 1 分子 18 碳脂酰 CoA 经过 β – 氧化可生成乙酰 CoA 的分子数目是
    A. 6   B. 7   C. 8   D. 9

21. 肌肉中氨基酸脱氨基的方式是
    A. 氧化脱氨基   B. 转氨基作用
    C. 嘌呤核苷酸循环   D. 鸟氨酸循环

22. 能直接转变为 α – 酮戊二酸的氨基酸是
    A. 天冬氨酸   B. 谷氨酸   C. 丙氨酸   D. 丝氨酸

23. 能脱羧基生成 γ – 氨基丁酸的氨基酸是
    A. 组氨酸   B. 谷氨酸   C. 色氨酸   D. 甘氨酸

24. 人体内嘌呤核苷酸分解代谢的特征性终产物是
    A. 尿素   B. 尿酸   C. 肌酸   D. β – 氨基异丁酸

25. DNA 上某段碱基顺序为 5′ – ACTAGTCAG – 3′，转录后 mRNA 上相应的碱基顺序为
    A. 5′ – TGATCAGTC – 3′   B. 5′ – UGAUCAGUC – 3′
    C. 5′ – CUGACUAGU – 3′   D. 5′ – CTGACTAGT – 3′

26. 蛋白质多肽链生物合成的直接模板是
    A. DNA 双链   B. mRNA   C. DNA 编码链   D. DNA 模板链

27. 与 mRNA 上 5′ – ACG – 3′密码子相应的 tRNA 反密码子（5′→3′）是
    A. CGA   B. IGC   C. CIG   D. CGI

28. 不属于胆色素的是
    A. 胆素   B. 胆素原   C. 胆红素   D. 血红素

29. 具有升血钙、降血磷作用的激素是
    A. 1,25 – $(OH)_2$ – D_3 B. 甲状腺素
    C. 甲状旁腺素   D. 降钙素

30. 代谢性酸中毒时，体内排酸保碱的最主要措施是

    A. 肺大量呼出 CO_2

    B. 肺呼出 CO_2 减少

    C. 肾 $H^+ - Na^+$ 交换及泌 NH_3 作用增强

    D. 肾 $K^+ - Na^+$ 交换增强

二、判断题（每题 1 分，共 20 分）

1. $G + C$ 比例越高，T_m 值越低。（是□；否□）

2. 大多数蛋白质的主要带电基团是由它 N - 末端的氨基和 C - 末端的羧基组成。
（是□；否□）

3. 结合酶中的辅酶，不能用透析或超滤法除去。（是□；否□）

4. 底物水平磷酸化是体内 ATP 生成的主要方式。（是□；否□）

5. 糖酵解是机体在缺氧情况下迅速获得能量以供急需的有效方式。（是□；否□）

6. 肝脏不能氧化利用酮体是由于缺乏琥珀酰 CoA 转硫酶。（是□；否□）

7. 氨在血液中主要以丙氨酸 - 葡萄糖循环和谷氨酰胺两种形式运输。（是□；否□）

8. 核苷酸类抗代谢药物作用的机理主要是以竞争性抑制为主。（是□；否□）

9. AUG 既可作为 fMet - tRNA^{fMet} 和 Met - tRNAi 的密码子，又可作为肽链内部 Met 的
密码子。（是□；否□）

10. 血浆清蛋白与胆红素结合有利于胆红素从肝细胞排出进入胆汁。（是□；否□）

三、填空题（每空 1 分，共 20 分）

1. 构成人体蛋白质的酸性氨基酸有 _____ 和 _____。

2. 决定酶特异性的是 _____，而辅助因子决定催化反应的 _____。

3. 血清 LDH$_1$ 活性增高常表示 _____ 病变，LDH$_5$ 活性增高常表示 _____ 病变。

4. 线粒体内重要的呼吸链有 _____ 和 _____。

5. 磷酸戊糖途径的关键酶是 _____，生成的产物主要是 _____ 和 _____。

6. 必需脂肪酸包括 _____、_____ 和 _____。

7. 谷氨酸脱氨基后生成 _____，丙氨酸脱氨基后生成 _____。

8. 体内核苷酸的合成有 2 条途径，为 _____ 和 _____。

9. 次级游离胆汁酸主要包括 _____ 和 _____。

四、名词解释（每小题 4 分，共 20 分）

1. 模体

2. 冈崎片段

3. 酮体

4. 一碳单位

5. 碱基互补配对规则

五、问答题（共 20 分）

1. 酶促反应有何特点？（6 分）

2. 试述 3 种 RNA 在蛋白质生物合成中的作用。（6 分）

3. 用你所学的生物化学理论解释糖尿病患者"三多一少"的发生机理。（8 分）